Silke Kirch · Das Murmeln der Auguste Deter

Oder: Was ist die Kunst im Umgang mit Demenz?

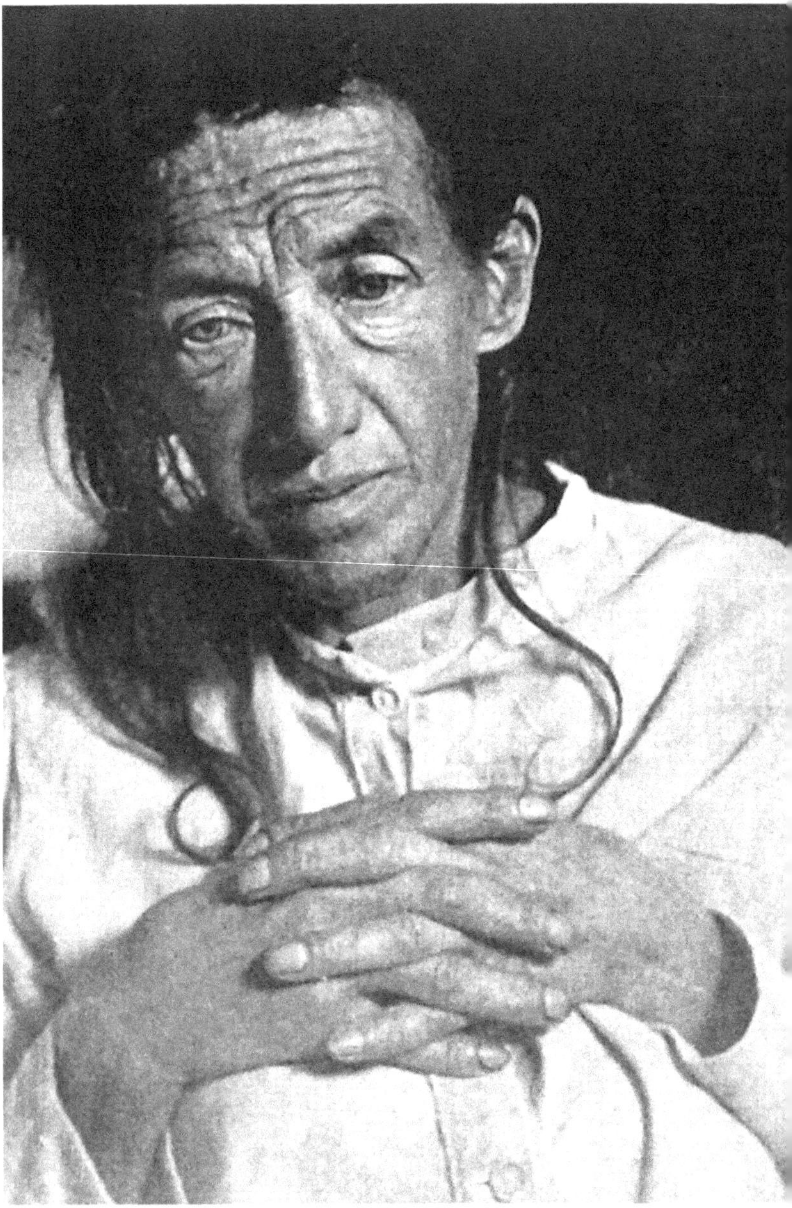

„Ich habe mich sozusagen verloren.“ *

Auguste Deter war die erste Alzheimer-Patientin. Das Foto zeigt sie im Alter von wenig mehr als 50 Jahren in ihrem Klinikbett. Auguste Deter wurde 1901 in die Frankfurter „Anstalt für Irre und Epileptische“ eingeliefert und dort bis zu ihrem Tod im Jahr 1906 von dem Psychiater Alois Alzheimer betreut. Teile ihrer Patientenakte sind später veröffentlicht worden [Vgl. Maurer und Maurer 2000]. Die Symptome ihrer Erkrankung wurden unter dem Namen „Alzheimer-Demenz“ zusammengefasst.

*Auguste Deter (Patientenprotokolle, vgl. Maurer u. Maurer 2000)

Silke Kirch

Das Murmeln der Auguste Deter

Oder:
Was ist die Kunst im Umgang mit Demenz?

MAYER
INFO3

Ich danke den Hannoverschen Kassen für ihre freundliche und vertrauensvolle Unterstützung, ohne die dieses Buchprojekt nicht hätte verwirklicht werden können.

Mein Dank gilt ferner den Bewohnern des Hauses Aja Textor-Goethe, die mir ihr Vertrauen geschenkt und mich begleitet haben.

Herzlichen Dank an die KollegInnen vom Info3-Verlag für Beistand und Anteilnahme sowie an Angelika Fey und Dr. Iris Bachmann für ihre aufmerksame Lektüre und kritische Resonanz.

Silke Kirch, Oktober 2015.

Bibliographische Information der Deutschen Nationalbibliothek
Die Deutsche Nationalbibliothek verzeichnet diese Publikation in der Deutschen Nationalbibliographie; detaillierte bibliographische Daten sind im Internet über http://dnb.ddb.de abrufbar.

ISBN 978-3-95779-021-7
Erste Auflage 2015

Typografie und Satz: Clarissa Heisterkamp
Umschlaggestaltung und Fotografien: Frank Schubert - VG Bild Kunst, Frankfurt am Main, www.frankundfrei.me
Bildquelle — Wikipedia (Quelle unbekannt)
Druck und Bindung: CPI books, Leck

Inhalt

I

Wesen und Fragment

„Jeder Text ist [...] eine faule Maschine, die vom Leser einen Teil ihrer Arbeit zu tun verlangt. Es wäre schrecklich, wenn ein Text alles explizit sagen wollte, was sein Empfänger begreifen soll: Er würde kein Ende finden.“ [1]

Jährlich verzeichnet die Deutsche Nationalbibliothek Dutzende von Neuerscheinungen zum Thema Demenz. Es gibt eine Vielzahl an hilfreichen Ratgebern für Betroffene und deren Angehörige sowie zahlreiche beeindruckende literarische und fundierte, wissenschaftliche Arbeiten, deren Lektüre uns über Erscheinungsformen, Geschichten und Geschichte, Ursachen und Rätsel der Demenz Aufschluss gibt.

Das vorliegende Buch ist Resultat einer mehrjährigen Beschäftigung mit demenziell erkrankten Menschen in einem Pflegeheim, wo ich künstlerisch tätig war. Es greift Fragen auf, die sich mir dort stellten: Ist uns die Demenz wirklich so fremd? Gibt es etwas Vertrautes in der demenziellen Erkrankung? Was kommt uns entgegen, und wie gehen wir damit um? Wie erweitere ich meine eigenen Beziehungsfähigkeiten, um mit demenziell erkrankten Menschen in Kontakt zu kommen, in

---

1 Umberto Eco, Im Wald der Fiktionen (1994), S. 11.

Beziehung zu sein — und das über einen längeren Zeitraum? Denn das, so wurde mir schnell klar, ist die Kunst.

Pflegende sind darin tagtäglich gefordert und haben diese Fähigkeit zu einer Reife gebracht, die wir nur zutiefst bewundern können. „Krümellandebahn" nennt ein Pfleger liebevoll den Kleiderschutz, den er den ihm anvertrauten Menschen vor dem Essen umlegt. Die Krümellandebahn sorgt dafür, dass sich das, was einem Menschen auf dem Weg vom Teller zum Mund abhanden gekommen ist, nicht in den Kleidern festsetzt.

Vielleicht hat das Malen mit den Menschen eine ähnliche Funktion auf einer mentalen Ebene: Es sorgt dafür, dass das, was ein Mensch nicht mehr zu sich nehmen kann, ins Bild gesetzt wird, es ist ein Ort für Krümel und Fetzen, die integriert sein wollen, es spendet eine Fläche, auf der Spuren aller Art hinterlassen werden dürfen. Diese Spuren gemeinsam zu lesen, stiftet Verbindung. Lesbar sind sie stets — wie weit auch immer ein Mensch sich krankheitsbedingt von unseren sprachlichen, sozialen oder bildgebenden Konventionen entfernt hat. Das bereichert den Kontakt auf eine ungewohnte und zuweilen ungeahnte Art.

Die Demenz wird im Allgemeinen immer noch fast ausschließlich als Bündel von Defizitsymptomen angesehen. Die Verluste, die die Krankheit zeitigt, sind immens. Vielleicht aber geht es zumindest zu einem Teil um Verluste, die dem Leben, wie wir es leben, innewohnen, die von ihm selbst gezeitigt wurden und integriert sein wollen, die wir zuweilen nicht beherbergen möchten oder können, die wir ausgrenzen und abschreiben wollen, die nicht in den Fluss kommen und ihn irgendwann versanden lassen. Wie keine andere Krankheit fragt die Demenz nach den Wurzeln unserer Identität, unserer Selbstgewissheit, unserer Fähigkeit, in Kontakt zu sein, nach dem Gelingen von sozialen Beziehungen. Demenziell erkrankte Menschen sind auf eine Art und Weise anwesend, die unsere soziale Selbstverortung zutiefst irritieren kann. Sie stellen uns die Frage nach Kontakt und Verbundenheit immer wieder neu und herausfordernd. Die Demenz zeigt uns, dass das Selbstverständliche etwas Vermitteltes ist, und dass uns die Fähigkeit, diese Vermittlung zu leisten, abhanden kommen kann. Damit stellt sich ganz deutlich die Frage, wie Vermittlung überhaupt glücken kann, welcher Voraussetzungen sie bedarf. Demenz fragt nach den Formen unseres Zusammenlebens, nach Beziehungsgestaltung; sie fragt, wie es um unsere Fähigkeit steht, uns verbinden und wieder lösen zu können, wie dieser wechselseitige Prozess gelingen kann, wie er angeregt, gestützt und gefördert werden kann. Sie fragt nach unserem Vermögen, gleichsam für sich und mit anderen zusammen sein zu können, autonom und gemeinsam, individuell und zusammengehörig. Sie fragt, wie wir in die Welt hineinkommen und sie wieder verlassen, sie fragt nach den Voraussetzungen des Aufwachsens am Anfang des Lebens und den Bedingungen der Loslösung am Ende des Lebens. In diesem Buch werden Praxiserfahrung, Forschungswissen, philosophische Gedanken, psychologische Theorien und poetische Bilder miteinander in Austausch gebracht, um diese Fragen zu bewegen. Im Zentrum steht das Interesse, eine Haltung im Umgang mit Demenz zu finden, die uns hilft, *miteinander* weiter zu kommen.

Das kann so aussehen: Eine neunzigjährige Dame schiebt in der Malgruppe einer Pflegestation über den Tisch gekrümmt Farben über das Papier; eine mahlstromartige Rede, von der ich immer nur einzelne Wortfetzen verstehen kann, begleitet das Geschehen. Sie reagiert nicht auf mich; trotz intensiver

Zuwendung reagiert sie über Wochen und Monate nicht auf meine Ansprache. Im Laufe der Zeit entsteht jedoch der Eindruck, dass die Berührung von Pinsel und Papier, verbunden mit dem geheimnisvollen Murmeln, ihr ein tiefes inneres Kontaktgefühl vermitteln und sie damit zufrieden ist. Gelegentlich helfe ich ihr, indem ich ihr das Wasserglas oder die Farbschälchen anreiche. Das ist ein stummer Austausch. Ich habe den Eindruck, dass hier eine andere Art von Anwesenheit, Gegenwart und Kontakt gefragt ist: Es geht nicht darum, sich sichtbar und hörbar zu machen. Es geht darum, fühlbar zu sein. Der Rahmen, den ich zur Verfügung stellen kann, macht ihr etwas möglich. Sie nutzt ihn auf ihre Weise: Blau und Gelb, diese beiden Farben, Papier, Wasser, ein Pinsel. Damit kann sie über lange Zeit beschäftigt sein. Was genau sie erlebt, kann niemand wissen.

In einer Stunde, in der wir durch einen Zufall allein miteinander sind, gelingt es mir, einzelne ihrer Äußerungen zu verstehen und zu verbinden. Plötzlich erzählen die Farbflecken auf dem Blatt die Geschichte zweier Kinder. Und mitten in meinem Bemühen schaut sie mich an und sagt fast tonlos, aber deutlich: „Wissen Sie, ich mag die Farben." Plötzlich scheint der Kontakt mit der Außenwelt wie selbstverständlich zu sein. Wo kommt das her? Und was bedeutet es?

David Snowdon, der seit mehr als zwei Jahrzehnten Alzheimer[2] erforscht, berichtet von ähnlichen Erlebnissen: Patienten, die weitgehend ihre Sprache und den Kontakt zur Außenwelt verloren zu haben scheinen, sprechen plötzlich Sätze mit einer „glasklaren Diktion",[3] und er fügt hinzu, „dass wir kaum eine

2 David Snowdon, Lieber alt und gesund (2001).
3 Ebd., S. 72.

Vorstellung davon besitzen, was ein an Alzheimer Erkrankter versteht oder nicht versteht, beziehungsweise, was sich in seinem Kopf abspielt."[4] Ein Mensch, der vollkommen verloren wirkt, kann sich uns plötzlich unmittelbar, spontan zuwenden und sich vollkommen verständlich äußern.[5]
Dieses Buch ist kein Ratgeber und kein Fachbuch. Es wird versucht, die Stellschrauben zu finden, die uns dazu bewegen können, unser Bild von Demenz zu bewegen. Wir haben massive Ängste und Erwartungen in Bezug auf diese Krankheit, die wir zugleich kaum aus eigener Erfahrung kennen. Wir verbannen demenziell erkrankte Menschen in ein Ghetto und schließen aus, dass Kontakt fruchten kann, ja überhaupt möglich ist. Der Leitstern, der mich bewogen hat, lange und wiederholt über Demenz nachzudenken und dieses Buch zu schreiben, ist die Erfahrung, dass wir nicht wissen, was in einem Menschen vor sich geht, dass wir immer wieder überrascht werden können und uns selbst in Frage stellen lassen müssen. Vieles an der Krankheit Demenz ist uns gar nicht so unvertraut und kann zur Erkundung zwischenmenschlicher Verhältnisse ermuntern. Eigene Erfahrungen im Umgang mit demenziell erkrankten Menschen, Forschungsergebnisse und literarische Bezüge können diesen Prozess anregen, begleiten und vertiefen. Dieses Buch möchte einladen zu schöpferischem Denken, mutiger Selbstbefragung und kreativer Gestaltung.

Schöpferisches Arbeiten ermöglicht die Erfahrung, in Kontakt mit dem eigenen Fühlen und Empfinden, mit dem, was innerlich bewegt, aber auch in Kontakt mit dem Umfeld zu kommen. Es eröffnet einen Gestaltungsraum, den zu ergreifen heilsam

---

4 Ebd.
5 Sämtliche Zitate wurden an die neue Rechtschreibung angepasst.

sein kann. „Mehr als alles andere“, so schrieb der Psychoanalytiker und Kinderarzt Donald Woods Winnicott, „ist es die kreative Wahrnehmung, die dem Einzelnen das Gefühl gibt, dass das Leben lebenswert ist.“[6] Menschen, die sehr viel hinter sich haben oder hinter sich gelassen haben, zeigen häufig eine große Bereitschaft für eine künstlerische Auseinandersetzung mit der Welt und eine beeindruckende Spontaneität in der Ergreifung künstlerischer Mittel.[7] Das ist umso erstaunlicher, als dieser Generation, die heute demenziell erkrankt ist, die Neigung zu kreativem Handeln gemeinhin nicht gerade in die Wiege gelegt wurde.

Verstehen wir Kreativität jedoch als besondere Färbung unserer Haltung der Umwelt gegenüber und nicht primär als Produktion von Kunstwerken,[8] wird verständlich, dass Anpassungszwänge und schöpferisches Handeln schnell miteinander in Konflikt geraten können — dann wird plausibel, dass die schöpferische Geste einen geschützten Raum braucht, umso mehr, je weniger sie im Laufe eines Lebens erwünscht war und zu einer Gewohnheit hat werden können. Wir sind einem demenziell erkrankten Menschen also vielleicht nur ein Stück weit voraus, wenn wir unsere eigene Kreativität darauf verwenden, einen Raum zur Verfügung zu stellen, innerhalb dessen ein leidender Mensch in einen vertieften Kontakt mit sich selbst wie der Umwelt gelangen kann, der spontane Äußerungen und Formulierungen ermöglicht und als sehr befriedigend — und das heißt auch: befriedend — erfahren werden kann. Das bedarf eines sicheren Rahmens, es bedarf der Zuverlässigkeit und der Dauer. Unsere Aufgabe ist, einen Umkreis zu stiften, in den das verlorene Ich einziehen kann. Vielleicht dann, wenn alles

---

6 Donald W. Winnicott, Vom Spiel zur Kreativität (1997), S. 78.
7 Michael Ganß, Demenz-Kunst und Kunsttherapie (2009), S. 66f.
8 Vgl. Winnicott, Vom Spiel zur Kreativität (1997), S. 78.

stimmt, kommt auch die Sprache zurück, die Fähigkeit, den anderen direkt anzusprechen: „Wissen Sie, ich mag die Farben."

Das Sprechen über Bilder ist gerade mit denjenigen, die durch Krankheit kognitiv eingeschränkt sind und ihre Äußerungen nicht in einen „realitätsgerechten" Zusammenhang stellen, häufig ein poetisches Sprechen. Da kann es um Wolken mit Schneebäuchen gehen, um gelbe Farblöwen, um Gesundbaucherdbeeren und verschmitzt dreinblickende Fantasietiere, die eine geheime Mission haben. Dann kommt von weit außerhalb etwas in das Leben hinein, das uns fremd erscheint, über das es sich gleichwohl reden lässt. Die Unmittelbarkeit von Sprachbildern, die wir vielleicht noch aus Kindertagen erinnern, hat eine Einflugschneise. Hier ist sie gesättigt mit Lebenserfahrung. Jede Äußerung hat einen Sinn, dem wir uns annähern können, wenn wir sie als sinnvoll begreifen. Er steckt in den Bildern drin, teilt sich mit oder wird uns mitgeteilt, wenn wir am Prozess ihrer Entstehung, am schöpferischen Tun unseres Gegenübers Anteil nehmen. Wir müssen den Sinn vielleicht nicht einmal aufdecken; womöglich reicht es, wenn wir geduldig die emotionale Gewissheit nähren, dass unser Vermögen, miteinander in Kontakt zu kommen und uns verbunden zu fühlen, hinreichend ist.

Einen Umkreis stiften, das ist die Kunst im Umgang mit Demenz, das ist zugleich die Intention dieses Buches. Seine Kapitel sind reflexive Gesten, Suchbewegungen, die einen Gegenstand umkreisen, der uns allen rätselhaft erscheint. Als Lesende haben Sie die Freiheit, zu beginnen und zu enden, wo Sie möchten, schnell oder langsam zu lesen, Kapitel zu überspringen, noch einmal zu beginnen oder auszusteigen.[9] Nutzen Sie Ihren eigenen Bewegungssinn, um in Gedanken — und vielleicht auch in der Tat — einen Umkreis zu stiften, der eine

Annäherung an das Phänomen Demenz ermöglicht, der eine Möglichkeit bildet, mit anderen darüber in Austausch zu kommen, um sich immer neu zu verbinden, wieder zu lösen, anders zu denken und weiterzugehen.

Aus diesen Überlegungen heraus habe ich mich entschieden, in diesem Buch kein einziges Bild zu zeigen, denn es geht mir nicht darum, dass Resultate befragt oder bewundert werden — und sie sind überaus bewundernswert —, sondern Vorstellungen und Prozesse angeregt. Bilder können für die Menschen selbst und ihre Angehörigen, für ihre unmittelbare Umgebung bedeutungsvoll sein. Sie können sicher auch für andere einen Sinn annehmen. Das dürfen sie auch. Dazu müssen wir uns zu ihrem Entstehungsort hin bewegen und an dem Prozess ihrer Entstehung Anteil nehmen. Wir wollen nicht allein Bilder würdigen, sondern die Menschen, die sie gemalt haben.

Sinn und Bedeutung entstehen im Prozess, entfalten sich im Dialog. Sinn steht nicht fest. Über Bedeutung lässt es sich in Kontakt kommen. Dieser Kontakt entsteht in einem nahen Austausch, der von Zuwendung, Dauer und Wärme getragen ist. Es geht darum, Verbindung zu stiften. Sich auf den Weg zu machen, lohnt.

---

9 Ich beziehe mich hier auf die zehn Rechte des Lesers nach Daniel Pennac. Vgl. Pennac, Wie ein Roman (2004).

II

Diskurse und Erzählungen

„Seid doch still,
seid still,
lasst mich doch schlafen.“ [10]

Es gibt individuelle und kollektive Erzählformen. In Bezug auf die Demenz folgen die großen kollektiven Erzählungen alle demselben Muster. Ganz gleich, ob *Plaques*, *Tengel* oder *„infektiöser Seed“*[11] als hirnphysiologische Ursache der Demenz angenommen werden: Demenz, so die kollektiven Erzählungen, wird in der Zukunft heilbar sein. Die Forschung sei wohl gerade noch nicht so weit, aber auf gutem Wege, so der Tenor.

Die Pharmaindustrie hat in der Vergangenheit immense Summen in die Entwicklung von Medikamenten investiert, die der Bildung von Amyloid-Plaques in den Synapsen des menschlichen Gehirns, die als Ursache demenzieller Erkrankungen gelten, vorbeugen sollen. Gezeigt hat sich jedoch, dass spezifische Arzneimittel zur Beeinflussung der Plaques die Demenz weder verlangsamen noch stoppen können. Nicht allein dieser großangelegte Versuch deutet darauf hin, dass

---

10 Samuel Beckett, Endspiel (1976), S. 112f.
11 Vgl.: Ist Alzheimer angeboren? Ulrich Bahnsen, ZEIT (03/2014); http://www.zeit.de/2014/03/alzheimer-somatik.

die Bildung von Amyloid-Plaques mit der Entstehung der Alzheimer-Demenz nicht kausal korreliert ist. Es gibt Menschen, deren Gehirne die Ablagerungen aufweisen, jedoch nicht an einer Demenz erkranken[12], und umgekehrt: Was die sogenannte *Nonnenstudie*, von der im Folgenden noch die Rede sein wird, bereits vor Jahren nahelegte,[13] bestätigen die Medikamententests der Pharmaindustrie.

Von Menschen und Mäusen

Neben den Plaques sind in den Gehirnen von Alzheimer-Patienten Tengel die auffälligste Veränderung. Tengel sind verklumpte Tau-Proteine, die in den Neuronen leistungsmindernd und verelendend wirken und damit die Region für Lernen und Gedächtnis innerhalb des Hippocampus schwer beeinträchtigen. Das Forscherpaar Eva und Eckhard Mandelkow von den Max Planck Arbeitsgruppen für Strukturelle Molekularbiologie verfolgt seit Langem und eher unbeachtet diese von der Pharmaindustrie vernachlässigte Spur.[14] Nicht allein haben die Forscher mit ihren Teams in einer Reihe von etwa 200.000 Substanzen diejenigen Wirkstoffgruppen markieren können, die die Verklumpung von menschlichen Tau-Proteinen auflösen können, sondern sie haben darüber hinaus in Experimenten mit Mäusen Erfolge erzielt, die Betroffenen und ihren Angehörigen Grund zur Hoffnung geben:

---

12 Vgl. Jan-Pieter van der Steen, Demenz und Altersverwirrtheit (2012), S. 60.

13 Snowdon, Lieber alt und gesund (2001).

14 Vgl.: Medikamente gegen Alzheimer? Fabian Schmidt, DW, 11.12.2013; http://www.dw.de/medikamente-gegen-alzheimer/a-15708199; sowie: Alzheimer-Mäuse: Gedächtnisverlust durch Tau-Proteine ist umkehrbar; Max-Planck-Gesellschaft; 15.02.2011; http://www.mpg.de/1156818/alzheimer_gedaechtnis .

In ihrer Studie wurden Mäuse mit spezifischen menschlichen Tau-Gen-Varianten ausgestattet. Sie entwickelten daraufhin die zur Verklumpung neigenden Tau-Proteine. In einem einfachen Versuchsaufbau mit einem Wasserbecken und einer kleinen Insel zeigte sich, dass die mithin „dementen" Mäuse anders als ihre gesunden Artgenossen nicht in der Lage sind, sich auf die Insel zu retten — auch wenn sie mehrfach an der Insel entlang schwimmen. Niemand jedoch sollte denken, dass diese eindrückliche Demonstration der Folgen von Alzheimer einen irreversiblen Prozess dokumentiert: Die Studie zeigt im weiteren Verlauf, dass die Ausschaltung des Tau-Gens nicht nur die alte Lernleistung wiederherstellt — die Mäuse fanden die Insel wieder —, sondern auch die Herausbildung neuer Synapsen anregt.

Zumindest in einem frühen Stadium der Alzheimer-Demenz, so die Forscher, könnten Verfallsprozesse nicht nur aufgehalten, sondern zu einem Teil auch rückgängig gemacht werden. Voraussetzung hierfür ist, dass die Vorgänge aus dem Tierexperiment auf den Menschen übertragen werden können. Die für die Auflösung der Tau-Proteine relevanten Wirkstoffgruppen sind identifiziert. Der nächste Schritt besteht darin, herauszufinden, wie lösende Substanzen dahin geschleust werden können, wo sie wirken sollen, ohne Schaden anzurichten. Eva und Eckart Mandelkow sind zuversichtlich, diesen entscheidenden Weg, an dessen Ende ein massenhaft einsetzbares Medikament stünde, in den nächsten fünf bis zehn Jahren gehen zu können.

Gegenwart im Vakuum

Soweit ein Teil der großen kollektiven Demenz-Erzählungen. Ihren Ursprung nehmen sie in den Forschungen von Alois Alzheimer, der zu Beginn des 20. Jahrhunderts der Krankheit ihren Namen gab. Bereits Alzheimer fand in dem Gehirn seiner verstorbenen Patientin Auguste Deter jene Tengel- und Tauproteine, die seither mit der Entstehung der Demenz in Zusammenhang gebracht werden. Von da an bestand und besteht der Glauben, dass in einer unbestimmten Anzahl von Jahren die Forschung das Problem gelöst haben wird. Seit mehr als hundert Jahren reklamieren wir, was die Demenz anbelangt, eine Interimslösung, einen Aufschub. Die Zeit zwischen einer Zukunft, in der Demenz heilbar sein wird und der Gegenwart wird in diesen kollektiven Erzählungen über Plaques und Tengel vernachlässigt. Sie spielt keine entscheidende Rolle, wird vakuumisiert. Der Atem der Gegenwart wird in die Zukunft investiert. Möglicherweise ist diese Gesichts- und Geschichtslosigkeit der Zeit kein sekundäres Phänomen, sondern eines, das primär zum Entstehungsbild der Krankheit gehört.

Demenz ist als Diskurs in der Mitte unserer Gesellschaft angekommen und nimmt hier einen breiten Raum ein. Andererseits sind demenziell erkrankte Menschen weitestgehend aus unserem gesellschaftlichen Leben ausgeschlossen. Kaum jemand, der nicht einen erkrankten Angehörigen hat, kennt die Krankheit aus eigener Anschauung — ein Missverhältnis, das Ängste schürt und Potenzial verspielt. Aus allen kollektiven Erzählungen über Demenz ist die Erfahrung weitestgehend ausgezogen. Unser Bild von Demenz ist reich an Information und arm an Erfahrung.

Erstaunlich ist in diesem Kontext, dass diejenigen Studien, die die kausale Korrelation von Tengeln und Tauproteinen mit der Entstehung der Demenz widerlegen, die Wahrnehmung der

Krankheit wenig beeinflussen. Immer noch hofft man auf ein Medikament, ein Wundermittel, das Demenz zu heilen versteht.

Die Nonnenstudie: Kollektive Erfahrung schützt vor Demenz

Die „Nonnenstudie" von David Snowdon kommt zu anderen Ergebnissen. Über 15 Jahre hat der Epidemologe Snowdon 678 Nonnen im Alter von 75-106 Jahren untersucht. Diese Studie ist aus mehreren Gründen einzigartig: Es dürfte keine vergleichbare Langzeitstudie zu Alzheimer mit einer derart stabilen Untersuchungsgruppe geben, die es der Forschung erlaubt, Variablen weitgehend zu reduzieren: Die Nonnen der *Kongregation der Armen Schulschwestern von Unserer Lieben Frau* in Minnesota, USA, führen alle den gleichen Lebensstil, haben den gleichen geregelten Tagesablauf, das gleiche Einkommen und das gleiche soziale Umfeld. Darüber hinaus hatte Snowdon Zugriff auf Archivdaten, die Aussagen über die Herkunft und die Biografie der Schwestern der Kongregation zuließen. In regelmäßigen Abständen führte Snowdon mit den Nonnen seiner Untersuchungsgruppe den Mental State Test durch, der verlässliche Aussagen über die Entstehung von Alzheimer zulässt. Zudem hatten die an der Studie beteiligten Nonnen eingewilligt, ihm nach ihrem Tod ihre Gehirne zur Autopsie zur Verfügung zu stellen. Mithin war es Snowdon möglich, differenzierte Aussagen über den Zusammenhang von Tengel- oder Tauproteinen im Gehirn und der Entstehung von Alzheimer zu machen.

Seine Thesen stützte Snowdon auf die Forschungen seines Kollegen und Förderers Jim Mortimer. Dieser war der Ansicht, „dass das Ausmaß der Beeinträchtigungen, unter dem Alzheimer-Kranke leiden, nicht allein auf den Grad der krankheitsbedingten Hirnschädigungen zurückzuführen ist. Vielmehr glaubt man, dass bereits die Entwicklung des Gehirns im Mutterleib und während der Adoleszenz eine stärkere oder schwächere Struktur zur Folge hatte. Ein stärkeres Gehirn, so die Theorie, verfügt über größere Reserven bezüglich seiner Leistungsfähigkeit, sodass unter Umständen keine Symptome auftreten, obwohl Alzheimer bereits beträchtliche strukturelle Schäden im Gewebe angerichtet hat. Mortimer beschrieb dieses stärkere Gehirn als eines, das effizienter funktioniert und größere Verarbeitungskapazitäten besitzt. Dies steuere seine Flexibilität oder ‚Plastizität'. Indem es neue Verbindungen zwischen den Nervenzellen herstelle und quasi um den Alzheimer-Schaden herumkleistere, sei es auf diese Weise womöglich in der Lage, die Gewebeschäden zu kompensieren."[15] Diese plastische Fähigkeit des Gehirns nannte Mortimer „Gehirnreserve". Anknüpfend an Alzheimers Untersuchungen erwartete man, dass diese Reserve unmittelbar mit der Größe und dem Gewicht des Gehirns korreliert sei; Auguste Deter hatte ein sehr kleines Gehirn. Dieser Zusammenhang konnte von Snowdon zunächst in Einzelfällen bestätigt werden.

Signifikant jedoch war etwas anderes: Snowdons Team fand zur Überraschung aller heraus, dass Gehirne von Nonnen, die in allen Demenztests keine Auffälligkeiten gezeigt hatten,[16] zuweilen eine große Zahl an Tengeln und Plaques aufwiesen, und umgekehrt die Gehirne von Nonnen, die Alzheimer hatten, nicht zwangsläufig nennenswerte Plaques- und Tengelwerte aufwiesen. Das bedeutet: Anders als landläufig angenommen, ist Alzheimer eine mögliche, aber keine zwangsläufige Folge degenerativer Veränderungen des Gehirns.

---

15 Snowdon, Lieber alt und gesund (2001), S. 58.
16 Ebd., S. 109.

Ein Drittel der Schwestern, deren Gehirnbefund auf ein sehr weit fortgeschrittenes Stadium der Demenz schließen ließ, wiesen zu Lebzeiten keinerlei Symptome von Alzheimer auf.[17]

Die These Mortimers, dass das Gehirn in der Lage ist, Degenerationen auszugleichen, wurde bestätigt: Die Ablagerungen von Tengeln und Plaques in menschlichen Gehirnen führen nicht zwangsläufig zu Alzheimer. „Die wirklich bemerkenswerten Ergebnisse der Nonnenstudie aber sind jene, die uns bestätigen, dass Alzheimer keine Entweder/Oder-Krankheit ist — sondern ein Prozess, der sich über Jahrzehnte erstreckt und in Wechselwirkung mit zahlreichen anderen Faktoren entwickelt."[18] Zu diesen Faktoren zählen positive, ausgleichende Faktoren sowie negative, die Erkrankung begünstigende Faktoren.

Zu Letzteren sind Herzerkrankungen, Schlaganfälle und Depressionen zu zählen sowie — so glaubte man lange — ein niedriger Bildungsstand. Doch auch diesbezüglich machte Snowdon erstaunliche Beobachtungen: In den Archiven fand er neben Zeugnissen, Unterlagen und anderen Papieren Autobiografien, die die jungen Schwestern bei Eintritt in das Kloster handschriftlich verfasst hatten — also etwa im Alter von 20 Jahren. Die Untersuchung der Texte im Gesamtzusammenhang der Studie ergab, dass das Risiko, später an Alzheimer zu erkranken, umso niedriger ist, je höher die „Ideendichte" und der positive emotionale Gehalt der autobiografischen Texte ausfällt, die von den jungen Erwachsenen bei Eintritt in den Orden geschrieben wurden. Nicht also der Bildungsstand, sondern der Ideenreichtum sowie die positive Einstellung gegenüber dem Leben korrelieren mit den Ergebnissen der Mental State Tests, die Aussagen über eine Erkrankung zuverlässig erlauben.

---

17 Ebd., S. 116.
18 Ebd.

Ideenreichtum ist relativ unabhängig vom Bildungsstand. Verbale und analytische Intelligenz, so der Forscher, müssen sich nicht in Ideendichte niederschlagen. „Vielmehr könnte Ideendichte auf andere Eigenschaften des Gehirns hinweisen, etwa jene, die mit Wahrnehmung, Kodierung und Erinnerung zu tun haben. Genaueres können wir bis zu diesem Zeitpunkt aber noch nicht sagen."[19] Snowdon vermutet, „dass ein bereits in der Jugend reichhaltiger Wortschatz ein Kennzeichen für Schwestern mit hochentwickelten kognitiven Fähigkeiten und gut vernetzten Gehirnen sein könnte."[20] — und das eben hierin stärkere Widerstandskräfte gegen Alzheimer ihre Wurzeln haben. Er geht so weit, zu sagen, dass die mit Anfang 20 geschriebenen Autobiografien einen unmittelbaren Hinweis darauf enthalten, wer 60 Jahre später an Alzheimer erkrankt sein wird und wer nicht: Eine positive Lebenseinstellung und Vorstellungsreichtum in der Jugend scheinen lebensverlängernd zu wirken und der Krankheit vorzubeugen.[21]

Snowdons Ergebnisse zeigen eindeutig, dass es zahlreiche Faktoren gibt, die die Entstehung einer Demenz trotz der physischen Degeneration aufzuhalten oder auszugleichen vermögen. Das plastische Vermögen des Gehirns steht dabei offenkundig mit emotionalen Faktoren in Zusammenhang. Die emotionale Gestimmtheit in der Jugend und der Ideenreichtum sind Snowdon zufolge unmittelbare Indikatoren für Neuroplastizität — und zwar unabhängig von degenerativen Prozessen im Gehirn. Wer sich innerlich gut verbunden fühlt, darauf vertrauen kann, dem eigenen Erleben einen starken

19 Ebd., S. 134.
20 Ebd., S. 123.
21 Ebd., S. 129 und S. 218.

und verständlichen Ausdruck geben zu können, wer in der Lage ist, seine Vorstellungen von sich selbst und der Welt zu verbalisieren, darüber in Austausch zu kommen, selbstgewiss sprachlich handeln zu können, scheint gut dran zu sein. Erschöpfen sich unsere Vorstellungen von uns selbst und der Welt in Allgemeinplätzen, wissen wir Ereignisse aus unserem Leben zwar aufzuzählen, ohne über sie erzählen zu können, haben wir aller Voraussicht nach ein höheres Risiko an Demenz zu erkranken.

Das, was in Snowdons Untersuchung etwas sperrig als „Ideendichte" bezeichnet wird, könnte als lebendige Vorstellungskraft verstanden werden, als Ideenreichtum und ein vielseitiges Ausdrucksvermögen, die beide auf die grundlegende Erfahrung eines positiven und fruchtbaren Zusammenhanges von Ich und Welt zurückzuführen sind. Emotionale Gestimmtheit und lebendige Vorstellungskraft sind Faktoren, die mit dem subjektiven Erleben, mit dem Empfindungsleben zu tun haben. Mit anderen Worten: Die Art und Weise, wie wir in unserer Jugend in die Welt gestellt sind, wie wir Erfahrungen machen können, wie wir diese verarbeiten und mitteilen, gibt Auskunft über das plastische Vermögen unseres Gehirns, degenerative Prozesse auf physiologischer Ebene ausgleichen zu können. Dieses Vermögen hängt ganz wesentlich davon ab, wie wir am Beginn unseres Lebens in Kontakt mit der Welt gekommen sind, wie wir uns als Kinder in Kontakt mit der Welt erlebt, gefühlt haben. Denn unser frühes Erleben nehmen wir in der Adoleszenz in uns hinein; was bislang Schwingung, Resonanz mit der äußeren Welt war, wird nun Schwingung in uns selbst, wird Innenraum, seelische Empfindung, seelisches Erleben und Grundlage unseres Vermögens, uns selbst als schöpferischen Teil der Welt erleben zu können.

Möglicherweise spricht Snowdon damit eine bestimmte Färbung des Erlebens an, die ich in der Einleitung zu diesem Buch im Anschluss an Donald W. Winnicott als „kreative Wahrnehmung“[22] beschrieben habe. Mehr als alles andere, so Winnicott, sei es „die kreative Wahrnehmung, die dem Einzelnen das Gefühl gibt, dass das Leben lebenswert ist.“[23] Und die mithin, so ließe sich hinzufügen, die Empfindung nährt, dass Kontakt lohnt. Ist unser Selbsterleben grundlegend von dem Gefühl bestimmt, in einem kreativen, schöpferischen Austausch mit der Welt zu stehen, so haben wir ein positives Lebensgefühl. Die Entstehung einer Demenz hängt offenbar ganz wesentlich davon ab, wie wir uns selbst in Kontakt mit anderen erleben; es sieht so aus, als sei die Art und Weise, wie wir Erfahrungen und Erinnerungen bilden, ausschlaggebend für das Entstehen einer Demenz. Eine Bestätigung dieses Zusammenhanges würde das Gesicht der Demenz in ein anderes Licht rücken: Der Verlust in der Demenz beträfe nicht Inhalte der Erinnerung oder des Bewusstseins, sondern den lebendigen inneren Zusammenhang, die Empfindung, die unser Vorstellungsvermögen prägt und unser Erinnerungsvermögen trägt. „Blicken wir zurück von einem gewissen Zeitpunkte unseres Lebens auf das verflossene Dasein [...], dann müssen wir schon den Zusammenhang der Erinnerungen fühlen und empfinden, damit wir uns so recht als seelischer Mensch ansehen können.“[24] So formulierte es Rudolf Steiner und bringt damit zum Ausdruck, dass es unsere Empfindung ist, die unser seelisches Erleben färbt, die unsere Erinnerung und unser Ich zusammenbindet.

In dieser Perspektive wäre Demenz nicht Ausdruck eines konkreten Verlustes, sondern eines Mangels an Kontakt im

---

22 Winnicott, Vom Spiel zur Kreativität (1997), S. 78.

23 Ebd.

24 Rudolf Steiner [1924], Anthroposophie (1994), S. 148f.

Erleben, eine Trübung des Gefühls in einer schöpferischen und damit sinnvollen Verbundenheit mit der Welt zu stehen, ein Mangel, dessen Entstehen biografisch früh angesiedelt ist, der sich jedoch bereits im Übergang zum Erwachsensein — wie Snowdon anhand der autobiografischen Texte der Novizinnen zeigen konnte — deutlich ausspricht.

Lebendige Vorstellungskraft als Ausdruck tragender Lebensprozesse gedeiht auf dem Boden guter Beziehungen. Depressionen und Einsamkeitserfahrungen[25] werden nicht von ungefähr als Faktoren angesehen, die das Entstehen einer demenziellen Erkrankung begünstigen. Demenz wäre in diesem Lichte ein seelischer Niederschlag mangelnder sozialer Bindekräfte.

Sozialer Zusammenhalt — durchlässige Grenzen

In der medizinischen Forschung erweist sich der Versuch, eine beängstigende Krankheit wie die Demenz in den Griff zu bekommen, als ein Unterfangen, das enorme Energien bindet und nicht selten absurde oder groteske Züge annimmt. Das im Bereich der medizinischen Forschung vorherrschende monokausale Denken verengt die Wahrnehmung immer wieder auf einzelne Hypothesen, die dann wie Pfahlwurzeln alle nährenden Ressourcen, all unser Vorstellungsvermögen im weiteren Umkreis binden: Plaques, Tengel, infektiöser Seed. Diese Krankheit, die wir alle umso mehr fürchten, je besser wir die Betroffenen aus unserem Alltag ausgrenzen und ihr Leiden im Laborversuch zu simulieren suchen, bleibt geheimnisvoll.

---

25 Gefühle von Einsamkeit erhöhen Alzheimer-Risiko; Joachim Czichos, Wissenschaft aktuell, 11.12.2012; http://www.wissenschaft-aktuell.de/artikel/Gefuehle_von_Einsamkeit_erhoehen_Alzheimer_Risiko1771015588839.html

Außerhalb der Laborforschung gibt es mittlerweile einige Stimmen, die im Hinblick auf die Entstehung der Demenz keinen monokausalen, sondern einen multifaktoriellen Ansatz nahelegen. Anerkannt ist, dass das soziale Umfeld mit seinem Verhalten die Entwicklung der Demenz vorantreiben oder aufhalten kann, je nachdem, ob sie den Rückzug des demenziell Erkrankten befördert oder aber seine Autonomieräume stärkt.[26] Ein soziales Umfeld, das — wenngleich in wohlmeinender Absicht — den Patienten mehr und mehr von der Bewältigung des Lebensalltags entlastet, leistet der Erkrankung Vorschub.

Der Pflegeexperte Erich Schützendorf träumte bereits vor zwanzig Jahren von einer Welt, in der alte Menschen ohne Gefährdung durch ihren Heimatort laufen können und nicht isoliert werden, wenn sie mit zunehmendem Alter zunehmend verwirrt werden. „Man müsste die Zuversicht haben können, in Ruhe den Verstand verlieren zu dürfen, und man müsste in dem Gefühl leben können, dass die ‚normalen' Menschen einen auch als Mensch behandeln werden, wenn man in eine andere Welt ver-rückt ist"[27] — so schrieb Schützendorf. Ob das Demenzdorf in Hameln oder das anthroposophisch geführte Ajas Gartenhaus in Frankfurt am Main: Einrichtungen für Demenzkranke sind eingezäunt und das Tor bleibt geschlossen. Die Kranken kommen alleine nicht hinaus, die Krankheit bleibt drinnen. Wir überlassen sie unserem Vergessen. Brücken zu bauen, wäre unsere Aufgabe. Wir könnten sie besuchen, mehr noch: Wir können den Zaun durchlässiger machen. Projekte, die demenziell erkrankten Menschen den Rückhalt

---

26 Vgl. Joachim Bauer, Wirklichkeitskonstruktion und Beziehungsgestaltung (2002).
27 Erich Schützendorf/Helmut Wallrafen-Dreisow: In Ruhe verrückt werden dürfen (1991).

und den Verbleib in der sozialen Gemeinschaft trotz ihrer Krankheit über längere Zeit ermöglichen, gibt es.

Je besser betreuende Angehörige geschult und unterstützt werden, desto nachhaltiger kann dem Abbau entgegengewirkt werden. Das ist der Ansatz der Selbsterhaltungstherapie (abgekürzt: SET), zu der die Ärztin Barbara Romero vor zehn Jahren den Grundstein gelegt hat.[28] SET kann von pflegenden Angehörigen im Alzheimer Therapiezentrum Bad Aibling gelernt werden. Zu den Grundüberzeugungen von SET gehört, dass die optimale Anpassung des sozialen Umfeldes an die krankheitsbedingten Veränderungen wichtiger ist als Versuche, kognitive Verluste durch Training auszugleichen. Je stärker das soziale Umfeld, umso intensiver kann ein Mensch mit einer Demenz selbst weiterhin Kontakte pflegen und in Beziehung mit seiner Umwelt bleiben. Das Vertrauen in die Möglichkeit von Kontakt bleibt länger erhalten, je verständiger, einfühlsamer und kompetenter sich die nahe Umwelt im Umgang mit dem demenziell erkrankten Menschen verhält.

Das betrifft die Alltagsorganisation, die Wohnungseinrichtung, das Sozialleben, vor allem aber auch die Formen der Kommunikation. Bestätigende Kommunikationsformen, die Stress und Konflikte vermeiden, indem sie einen verwirrten Menschen nicht mit seinen vermeintlichen Defiziten konfrontieren, sollten eine Selbstverständlichkeit sein. Gerade das aber ist sehr schwierig. Da kognitive Fähigkeiten in unserer Gesellschaft sehr hoch bewertet sind, wird der Verlust von Gedächtnisleistungen immer als Defizit betrachtet, und auch ohne schlechte Absichten können Alltagskommunikationen

---

28 http://www.set-institut.de/; http://www.alzheimer-bw.de/fileadmin/AGBW_Medien/Dokumente/Nachlesen/2012/121114-Nachlese-Selbsterhaltungstherapie-Romero.pdf

schnell aus der Bahn laufen oder perpetuierende Gefühle des Versagens nach sich ziehen — etwa wenn der Partner trotz Einkaufszettel und mehrfachen Rücksprachen wichtige Dinge beim Einkaufen vergessen hat. Gefühle der eigenen Unfähigkeit und Minderwertigkeit fördern jedoch den Fortgang der demenziellen Erkrankung, das Ausklinken aus einem gemeinsamen Alltag, den sozialen Rückzug.[29] Der anthroposophische Geriater Albrecht Warning weist darauf hin, dass gerade aus Scham über Inkompetenz Symptome am Anfang der Krankheit verschleiert werden.[30] Ein kardinaler Fehler, denn je früher eine fachgerechte Diagnose gestellt werden kann, umso besser kann den Betroffenen und ihren Angehörigen geholfen werden. Ist die Eigeninitiative des Kranken erst einmal verloren gegangen, seien weitere „Beeinträchtigungen der Hirnleistungsfähigkeit" sowie Verluste der Sprachfähigkeit zu erwarten, so Warning.[31]

Rechtzeitige Aufklärung kann manche Folgeerscheinungen einer Demenz, wie etwa psychiatrische Erkrankungen, verhindern. Ressourcen bleiben erhalten. Auch die Selbstfürsorge der Pflegenden ist ein wichtiger Bestandteil von SET.

Ansätze wie diese halten den sozialen Raum offen, den Zwischenraum, den es braucht, um Demenz nicht ausschließlich als Mangelsyndrom zu definieren, dessen Beseitigung auf den zukünftigen medizinischen Fortschritt angewiesen ist. Sie halten aber auch die Zeit im Fluss. Sie definieren den Fortschritt in kleinen Schritten, die gangbar sind und reißen keine Kluft auf zwischen der Gegenwart und einer visionäre Zukunft.

---

29 Vgl. Bauer, Wirklichkeitskonstruktion und Beziehungsgestaltung (2002), S. 162ff.
30 Albrecht Warning, Alzheimer'sche Erkrankung (2001), S. 26ff.
31 Ebd., S. 27ff.

Das Rascheln im Blätterwalde

Für unseren Umgang mit Demenz gilt, was der Philosoph Byung Chul Han als Krise der Zeit diagnostiziert hat: Das Erleben verengt sich auf einzelne Zielpunkte, die der Gegenwart das Wasser abgraben. „Orientiert man sich ausschließlich am Ziel, so ist das räumliche Intervall bis zum Zielpunkt nur noch ein Hindernis, das möglichst schnell zu überwinden ist. Die reine Zielorientierung nimmt dem Zwischenraum jede Bedeutung."[32] Die Zeit zwischen der Gegenwart und der avisierten Zukunft wird im Zuge dessen zur Bedeutungslosigkeit herabgestuft — eine Haltung, die den langen Atem fordert, die Gegenwart auf ein Abstellgleis schiebt und die Möglichkeit, unabhängig von dieser Zielorientierung sinnvolle Erfahrungen machen zu können, weitgehend ausklammert. Das Wasser wird nicht allein der Zeit abgegraben, sondern unserer Fähigkeit, in der Zeit zu sein, Erfahrungen mit-einander in Zeit und Raum zu machen. Es entsteht ein Leerlauf, ein Vakuum.

Der große Zeitkritiker und Essayist Walter Benjamin verstand als wesentliche Veränderung der Gesellschaft beim Aufbruch in die Moderne den Verlust der Kategorie der Erfahrung, ihre Ersetzung durch die Information. Das war der Stern, unter dem bereits die erste Diagnose einer Demenz im Zusammentreffen von Alois Alzheimer und Auguste Deter stand. Bereits diese erste Momentaufnahme in der Geschichte der Demenz zielt auf Informationsgewinnung, nicht auf Erfahrungswissen. Hiervon ist unser Bild von Demenz bis heute bestimmt.

Doch es gibt Gegenbilder. Sie sind vor allem in der erzählenden Literatur zu finden, in persönlichen, literarischen

32 Byung-Chul Han, Duft der Zeit, S. 42.

Erfahrungsberichten und auch Filmen von Angehörigen, die die persönliche Begegnung, den Kontakt in den Mittelpunkt stellen. „Man muss auch das Allgemeine persönlich darstellen." Dieses Motto von Hokusai stellt Arno Geiger seiner Erzählung *Der alte König in seinem Exil* voran, in der er von der Begleitung seines demenzkranken Vaters erzählt. John Bayleys *Elegie für Iris*, Tahar Ben Jellouns *Yemma, meine Mutter, mein Kind* oder die Aufzeichnungen der niederländischen Journalistin Stella Braam *Ich habe Alzheimer* geben Zeugnisse von individuellen Schicksalen und den Beziehungen, in die sie eingebettet sind. Bemerkenswerterweise wurde keines dieser Bücher mit dem Anspruch geschrieben, eine Mitteilung darüber zu machen, wie aussichtslos das Zusammenleben mit Demenzkranken ist. Im Gegenteil: Alle diese Bücher eint die Erfahrung, dass die Erkrankung zu einer Veränderung der Beziehung im Verhältnis zu dem bedürftigen Angehörigen geführt hat, die trotz aller Schwierigkeiten als bereichernd erlebt wurde. Sie alle eint darüber hinaus, keine zukünftige Lösung zu suchen, sondern die Gegenwart trotz aller Schwierigkeiten als unhintergehbare Realität anzuerkennen, sie nicht nur zu durchleben, sondern als lebenswert und liebenswert zu erleben und zu gestalten. Zeugen diese Texte vielleicht von eben jener Plastizität und lebendigen Vorstellungskraft, die Snowdon als Resilienzfaktor in den Autobiografien der jungen Novizinnen gefunden zu haben glaubt? Das wäre gut vorstellbar.

Erzählen – Eine zwischenmenschliche Wärmekammer

Die Erzählung, so schrieb Walter Benjamin, ist ein Handwerk: „Sie legt es nicht darauf an, das pure ‚an sich' der Sache zu überliefern wie eine Information oder ein Rapport. Sie senkt die Sache in das Leben des Berichtenden ein, um sie wieder aus ihm hervorzuholen. So haftet an der Erzählung die Spur des Erzählenden wie die Spur der Töpferhand an der Tonschale."[33] Das Erzählen bildet sich aus den eigenen Erlebnissen, die mit anderen geteilt werden können. Erzählen ist eine soziale Kategorie, die das Individuelle in das Kollektive einbettet. Erzählungen stiften emotionalen Halt, kollektiven Zusammenhalt, Rückhalt. Sie sind Teil des Nährbodens, den eine lebendige Vorstellungskraft braucht.

Die Information ist schnell und kurzlebig. Kaum flackert sie in unserer *Timeline* auf, ist sie auch schon veraltet. Die Urszene des Erzählens ist eine Atempause am Ende eines Tages, der mit lebenswichtigen Tätigkeiten gefüllt war, es ist die blaue Stunde, die Zeit des verklingenden Tages und der herabsinkenden Nacht, die Stunde der Dämmerung. Das Erzählen stiftet Dauer. Es darf Zeit beanspruchen. Es ist wandelbar, aber es überlebt sich nicht wie die Information. Es überdauert. Es verbindet. Es schafft Einheiten. Erzählen ist ein Prozess, der den Gegenstand der Betrachtung in das Licht der Gegenwart taucht. Die mündliche Erzählung — und wohl nicht nur diese — ist gleichermaßen das Produkt des Erzählenden wie der Lauschenden. Die Fähigkeit, eigene, mitteilbare Erfahrungen bilden zu können, ist die Basis des Erzählens. Das Zusammenleben mit demenziell erkrankten Menschen fordert von uns, eine Anwesenheit zu kultivieren, eine Gemeinschaft zu stiften, in der es sich gut überdauern lässt: Wir brauchen eine andere Sprache als die des Diskurses, eine andere Zeitrechnung als die durch die Aktualität der Information diktierte.

---

33 Walter Benjamin [1936], Der Erzähler (2007), S. 111.

Das Verschwinden der Kategorie Erfahrung, den Verlust des Erzählens, brachte Walter Benjamin interessanterweise am Vorabend des Zweiten Weltkrieges mit den Erlebnissen des Ersten Weltkrieges zusammen: „Eine Ursache dieser Erscheinung liegt auf der Hand: die Erfahrung ist im Kurs gefallen. Und es sieht aus, als fiele sie weiter ins Bodenlose. Jeder Blick in die Zeitung erweist, dass sie einen neuen Tiefstand erreicht hat [...]. Mit dem Weltkrieg begann ein Vorgang offenkundig zu werden, der seither nicht zum Stillstand gekommen ist. Hatte man nicht bei Kriegsende bemerkt, dass die Leute verstummt aus dem Felde kamen? Nicht reicher — ärmer an mitteilbarer Erfahrung."[34]

Vor dem Hintergrund der Kriegserfahrungen reflektiert Walter Benjamin den Verlust eines sozialen Raum, der individuelle Erlebnisse in kollektive Erfahrungen einbetten konnte und mithin eine gemeinsame Basis als Grundlage für die Mitteilbarkeit von Erfahrungen bildete. Die traumatischen Erlebnisse des Krieges individualisierten radikal: Erfahrungen von Bedrohung und Gewalt, von Verlust und Versehrtheit zerstören den individuellen wie kollektiven Zusammenhalt, in dem das Erzählen als mit-teilbare Erfahrung wurzeln und überleben kann — und damit die Einbettung des Individuellen in das Kollektive. Damit verloren gegangen sind jene sozialen Bindungen, die der Individualisierung zu Dauer verhelfen, die einen Rückhalt im Zusammenhalt spenden. Das Pendel ist nach einer Richtung zu weit ausgeschlagen: Die Kriegsheimkehrer hatten nichts zu erzählen. Die trennende Erfahrung war stärker als die gemeinsame. Vereinzelung entkoppelte sie von dem Gefühl der Erfahrung der Zusammengehörigkeit. Eine sinnstiftende, verbindende Versprachlichung der Erlebnisse war nicht möglich.

34 Ebd., S. 104.

Dass mangelnde Verbalisierung sowie das Fehlen eines Rückhalts in der Gemeinschaft die Entstehung einer Demenz begünstigen kann, zeigt Snowdons Nonnenstudie. Wenn degenerative Veränderungen des Gehirns — wie Snowdon belegen konnte — nicht notwendig mit der Entstehung einer Demenz korrelieren und vice versa, scheint es andere Faktoren zu geben, die vor dem Entstehen einer Demenz schützen. Einige dieser Faktoren wurden bereits benannt. Nicht zu beweisen, aber naheliegend ist, dass eine Lebensform wie die der Nonnen, die von Gleichmaß und Kontinuität geprägt ist und sozialen Bedingungen unterliegt, die für die Herausbildung von kollektiven Erfahrungen optimal sind, zu den Faktoren gehört, die die Entstehung einer Demenz eindämmen können.

Erwiesenermaßen haben die Nonnen aus Snowdons Untersuchungsgruppe nach ihrem 65. Lebensjahr ein um 25 Prozent niedrigeres Sterberisiko als die normale Bevölkerung.[35] Snowdon vermutet, ohne dies beweisen zu können, dass Spiritualität, eine positive Lebenseinstellung, Gebet, Kontemplation, gute Ernährung und sinnvolle Bewegung zusammen mit der Erfahrung, in eine tragende Gemeinschaft eingebettet zu sein, die über das eigene Leben hinaus Bestand hat, wesentlich zu den Faktoren zu zählen sind, die das Leben verlängern und vor Krankheiten wie Demenz, Schlaganfall u.a. schützen.[36] Der Schlüssel zum Verständnis der Demenz scheint die Frage zu sein, wie Erfahrung sich bildet, wie das Erlebte in den Zusammenhang der Erfahrung eingebettet ist und wieder erinnert werden kann als etwas, das von Dauer ist.

„Dieser Assimilationsprozess, welcher sich in der Tiefe abspielt" — so wusste es Walter Benjamin — „bedarf eines Zustandes der Entspannung, der seltener und seltener wird.

35 Snowdon, Lieber alt und gesund (2001), S. 226.
36 Ebd.

Wenn der Schlaf der Höhepunkt der körperlichen Entspannung ist, so die Langeweile der geistigen. Die Langeweile ist der Traumvogel, der das Ei der Erfahrung ausbrütet. Das Rascheln im Blätterwalde vertreibt ihn. Seine Nester — die Tätigkeiten, die sich innig der Langeweile verbinden — sind in den Städten schon ausgestorben, verfallen auch auf dem Lande."[37]

Es ist das Lauschen und Erzählen, das Geschichten einen Ort im Leben verleiht. Aus den großen kollektiven Erzählungen über Demenz ist die Erfahrung ausgezogen. In den individuellen Erzählungen, in den Romanen lebt sie fort. Es sind berührende Geschichten, die gleichwohl anzeigen, dass die Verbindung von Individuum und Gesellschaft zerrissen ist. Demenz erzählt uns eine Geschichte, die unsere gewohnheitsmäßige soziale Selbstverortung in Frage stellt: Wir brauchen den Zusammenhalt mit anderen Menschen, um Halt zu finden — nicht nur auf organisatorischer, funktionaler, sondern vor allem auf emotionaler Ebene.

Wärmeimpuls, Werdeimpuls

Demenziell Erkrankte, so mein Eindruck, ziehen sich in die seelische Empfindung zurück und suchen von dort aus den Kontakt, einen *fühlbaren* Kontakt mit anderen.[38] Diese Abkehr von den uns geläufigen Weisen der sozialen Kontaktaufnahme mag wie das Anknüpfen an Erlebnisqualitäten der frühen

37 Benjamin [1936], Der Erzähler (2007), S. 110.

38 Vgl. Michael Ganß, Demenz-Kunst und Kunsttherapie (2009), S. 64f. Ganß bezieht sich hier auf Forschungsergebnisse, die darauf hinweisen, dass demenziell erkrankten Menschen ihre eigene Emotionalität sowie ihr Gefühlsgedächtnis zugänglich bleibe, ihre Wahrnehmungskompetenzen in diesem Bereich eher noch gesteigert sind.

Kindheit wirken, ein Zurückschlüpfen unter die Fittiche einer wärmenden Beziehung. Vielleicht aber ist es weniger die Rückkehr als die Suche nach dem Ort, von dem aus die Erfahrungen von Wärme, Verbundenheit, Schutz und Zuneigung zuverlässig möglich sind und an dem in der Gegenwart eines anderen die eigene warme Lebendigkeit fühlbar wird. Zutage tritt hier das Loslassen aller Vorstellungen, alles Gewordenen, das uns eine irdische Gestalt verliehen hat, und eine Hinwendung zu dem Ursprung der Biografie, zu jenem Ort, an dem der Mensch — mit Henning Köhler gesprochen — ganz und gar Zukunftswesen, „Ich-Werde" ist — animiert von einem Wärme- und Gestaltungsimpuls in die Welt hinein. In der Begegnung mit demenziell erkrankten Menschen scheint es mir ganz wesentlich zu sein, diesem Wärme- und Werdeimpuls Gestalt zu verleihen, ihm zuallererst Raum zu geben, ihn in der aktuellen zwischenmenschlichen Begegnung ins Erleben zu rufen. Es geht im Grunde ganz allein darum, eine seelische Qualität spürbar zu machen, die für sich genommen immateriell bleiben darf. Sie muss nicht notwendig in Form eines Kunstwerkes oder schöpferischen Prozesses sichtbar werden, kann darin jedoch eine tröstende, inspirierende Gestalt gewinnen. „Wir müssen — im Rahmen unseres Gedankenganges — genau bleiben, und wenn wir das tun, sind wir jetzt an einem Punkt angelangt, wo wir den Menschen im biografischen Empfängnisaugenblick vor uns haben als Sehnsuchtswesen, dessen Bestreben vor aller Gewordenheit sich darauf richtet, eine individuelle Wärmequalität in die Erdenverhältnisse hineinzutragen, einen Liebe-Impuls Gestalt werden zu lassen, selbst die Gestalt eines Liebes-Impulses zu sein."[39] Was Henning Köhler hier über die geburtliche Situation sagt, bleibt —

39 Henning Köhler, Das biographische Urphänomen (1998), S. 27.

so denke ich — ein Leben lang aktuell: Der Werde- und Wärmeimpuls möchte aufgenommen und gehalten sein, möchte Resonanz finden, Gestalt annehmen. Diese Qualität einer fruchtbaren, schöpferischen Begegnung kann immer wieder erfahrbar werden, bis zum Tode.

Die Demenz hat in meinen Augen — zumindest gegenwärtig, denn es ist vorstellbar, dass sich ihr Erscheinungsbild von Generation zu Generation ändert — mit dieser hingebungsvollen Suche nach der Unmittelbarkeit und Spontaneität der ursprünglichen kreativen Geste zu tun, die am Beginn des Lebens einst wenig Erfolg gehabt haben mag oder unzureichend gestützt war. Aus dieser Geste des Suchens und Findens speist sich meines Erachtens die hohe Bereitschaft demenziell erkrankter Menschen, mit künstlerischen Mitteln spontan und unbefangen umzugehen. Die Mittel der Kunst erlauben die Erfahrung des „Ich-Werde", die sprachlich-kognitiv nur noch reduziert möglich ist. Kunst entlastet von Anpassungszwängen und potenziellen Überforderungen. Mit ihren Mitteln ist eine spontane, lebendige Äußerung möglich, die, obgleich sie nur sehr reduziert in die Welt hineinwirken kann, gleichwohl schöpferisch ist. Sie entsteht, wenn wir uns geborgen fühlen, entlastet von äußeren Zwängen, gehalten, aufgehoben im Zusammenhang mit anderen. Sie ist eine Äußerung im Spielfeld von Teilnahme, Mitteilung und Anteilnahme. „Der Mensch als Spielender [...] macht die Gegenwart empfänglich für das, was aus der Zukunft hereindrängt. Als Spieler und Tänzer, als impulsive, schmetterlingshafte, dem Luftelement verwandte Wesen bewegen wir uns auf der *Transformationsebene*. Das ist die Ebene der leichthändigen Verwandlungen, der sprühenden Fantasie, der schöpferischen Ungebundenheit, aber auch der Wirrnis, Unstetigkeit und Orientierungslosigkeit."[40] So fasst es Henning

Köhler in seinem zuvor bereits zitierten Vortrag *Das biographische Urphänomen* zusammen. Diese Ebene des Spiels betreten wir in der Demenz aus der zweiten Hälfte des Satzes heraus: aus der Richtung der Wirrnis und Orientierungslosigkeit. Weil aber der Zusammenhang von Fantasie und „Wirrnis" menschlich gegeben ist, ist die Ebene des Spielens in der Demenz gar nicht so schwer zu erreichen. Das Element der Luft trägt dann am besten, wenn die Wärme ins Spiel kommt, die zwischenmenschliche Wärme — sie fungiert wie die Thermik als Faktor, der das Segeln, das Gleiten, das Steigen und das Sinken zuverlässig werden lässt. Zwischenmenschliche Wärme stiftet eine Einflugschneise für die Fantasie, verlebendigt und bereichert den Kontakt und öffnet unser Erleben unseren mehr unbewussten inneren Ressourcen und Empfindungen.

„Wir dürfen nicht mehr nach einer Logik in all dem suchen, sondern müssen einfach nur da sein, auch wenn sie nicht merkt, dass wir bei ihr sind."[41] So der marokkanische Schriftsteller Tahar Ben Jelloun in seinem autobiografischen Roman *Yemma* über den Umgang mit der an Demenz erkrankten Mutter. Hier wird die Vision nicht in die Zukunft projiziert; sie bleibt Bestandteil der Gegenwart: Es geht darum, bei-ein-ander zu bleiben. „Das tiefste Verlangen von Menschen mit Demenz ist die Nähe eines anderen. Jemand, der einen durch die dunkle Nacht des unbewohnten Geistes begleitet. Ein Mensch allein kann das nicht ertragen"[42] — so formuliert es die niederländische Journalistin Stella Braam.

Vielleicht glauben Sie nicht, dass ein Demenzkranker Ihre Anwesenheit bemerkt. Wenn Sie ihn Woche für Woche zur

---

40 Ebd. S. 47.

41 Tahar Ben Jelloun, Yemma (2009), S. 147, S. 47.

42 Braam, „Ich habe Alzheimer" (2007), S. 180f.

gleichen Zeit besucht haben, wird er bemerken, wenn Sie fehlen. Sollten Sie gefehlt haben und dann wiederkommen, werden Sie die Quittung für Ihre Abwesenheit erhalten. Das ist zumindest die Erfahrung, die ich gemacht habe. Wir wissen nicht, was in demenziell erkrankten Menschen vor sich geht, und auch, wenn ein Mensch nach Jahren unseren Namen nicht weiß und uns kaum wiederzuerkennen scheint, kann es sein, dass wir — wie im ersten Kapitel geschildert — eine wichtige Rolle für ihn spielen und eines Tages einen Satz hören, der bezeugt, dass unsere stete Gegenwart, Zuwendung und Anteilnahme wichtig war und ist.

Es scheint, als könnte angesichts der Demenz ein Umlernen im Bereich unserer zwischenmenschlichen Beziehungen stattfinden. Die Krankheit fordert unsere Fähigkeit, miteinander in Kontakt zu kommen, heraus, und wir können sie im Kontakt mit Demenzkranken erweitern. Demenz stellt uns vor ein Problem, indem sie unsere Gewohnheiten im sozialen Umgang aushebelt und fordert von uns eine Weiterentwicklung, die wir als bereichernd erleben können, obwohl wir sie zuvor möglicherweise kaum vermisst haben. Die demenzielle Erkrankung fordert eine andere Art der Anwesenheit in unseren sozialen Beziehungen, eine Anwesenheit, die nach einem dauerhaften, fühlbaren Kontakt verlangt — „in der Wärme einer zeitentbundenen Zuneigung", wie es die Literaturwissenschaftlerin Silvia Bovenschen in ihrem Buch Älter werden formuliert hat.[43]

---

43 Silvia Bovenschen, Älter werden (2006), S. 35.

III

Endlichkeit und Endlosigkeit

„Hamm: Diese Nacht habe ich in meine Brust gesehen.
Darin war eine kleine Wunde.
Clov: Du hast dein Herz gesehen.
Hamm: Nein, es lebte. Pause. Ängstlich: Clov!
Clov: Ja.
Hamm: Was ist nur los?
Clov: Irgend etwas geht seinen Gang.[...]
Hamm: Wir sind doch nicht im Begriff,
etwas zu ... zu ... bedeuten?“ [44]

Die Protagonisten in Samuel Becketts Theaterstück *Endspiel* haben einiges hinter sich. Das Stück zeigt sie versehrt, eingeschränkt in ihrer Handlungsfähigkeit, gebunden, ihrem Schicksal — oder den anderen — ausgeliefert, pflegebedürftig, angewiesen. Sie sind an ihrem Ende. Doch sie können nicht enden. Sie sind heillos miteinander verstrickt. Sie sind aufeinander bezogen und schließen einander doch aus. Ihre Kommunikation kreiselt, torkelt, taumelt, versucht sich zu halten, läuft ins Leere, bleibt auf sich selbst zurückgeworfen, scheitert. Ihre Zuwendung ist aussichtslos: Nagg und Nell, die beiden Alten, die auf Becketts Bühne in Mülltonnen leben,

44 Beckett, Endspiel (1976), S. 120f.

können einander nicht mehr berühren. Ihre Münder und Arme reichen nicht zueinander hin. Immer wieder werden sie von dem despotischen Clov in ihre Tonnen zurückgestopft.

Heillosigkeit und Absurdität — es sind extreme Fluchtpunkte menschlicher Existenz, die Beckett im *Endspiel* auf die Bühne ruft. Doch gleichwohl die Äußerungen von Hamm, Clov, Nagg und Nell sinnlos in sich selbst zu kreiseln scheinen, absurd für den außenstehenden, seiner Sinnbezüge gewissen Menschen, so scheint sich in ihnen zuweilen ein poetischer Sinn abzuzeichnen, der darauf hindeutet, dass das, was — wie eingangs zitiert — seinen unvorhersehbaren Gang nimmt, tatsächlich auch etwas bedeuten könnte.

Das Ende bei Beckett ist das verlassene Spiel der Ausgegrenzten, Eingeschränkten, Heillosen, die — ihrer gewohnten Welt-, Selbst- und Sinnbezüge beraubt — ihre Würde als Menschen zu wahren suchen. Es erinnert mich an das Zusammenspiel derer, die aus dem Takt gekommen sind, sich ausgeklinkt zu haben scheinen, mit ihrer Umwelt im Befremden leben, uns fern erscheinen mögen, deplatziert, abwesend, fremd oder gar wie verrückt, unverständlich — im Wortsinne *dement*.

Was machen wir, wenn der Gang der Dinge auf absurde Weise unsere Gewohnheiten untergräbt? Wenn das Unfassbare geschieht und kein Stein auf dem anderen bleibt? Wenn etwas vor sich geht, das wir nicht begreifen können? Welchen Sinn hat dann unsere Existenz? Welchen geben wir ihr und welchen hat sie, wenn wir mit dem Denken und der Sprache, mit dem, was uns verbindet, am Ende sind und doch nicht enden können?

Im Kontakt sein

Der Psychologe und Neurobiologe Joachim Bauer betrachtet die Entstehung demenzieller Erkrankungen als Zusammenspiel von psychosozialen Faktoren, biografisch bedingten Dispositionen und neurobiologischen Veränderungen. „Damit die Beziehung zwischen Individuum und Umgebung und damit die Passung gelingen kann, müssen die jeweiligen Umgebungsbedingungen hinreichend sein. Das Individuum muss sich seine Umgebung ‚passend' machen können, es muss die Umgebung für seine Bedürfnisse ‚in Passung bringen' können. Der zentrale Prozess der Alzheimer-Krankheit ist: Das Individuum zieht sich von der Gestaltung seiner Umwelt dauerhaft zurück, weil eine Umwelt-Konstruktion nicht mehr möglich ist. Der Versuch, aus der Umgebung eine passende Umwelt zu konstruieren, wird aufgegeben."[45] Die neurobiologischen Veränderungen in der Demenz versteht Joachim Bauer eher als Folge dieses Prozesses, denn als Ursache der Erkrankung.

Wenn die Passung verloren geht, die Kupplung nicht mehr greift, geht es nicht mehr weiter. Das gilt für das individuelle Erleben des Zusammenhanges von Selbst und Umwelt, das gilt aber auch für den Versuch der Umwelt, den Einzelnen in allgemeine Sinnbezüge einzugemeinden. Wir wissen nicht, wie sinnvoll einem demenziell erkrankten Menschen die Welt erscheint. Ganz sicher aber ist, dass er sich nicht in unsere gewohnten Sinnbezüge fügt. Es kommt uns etwas anderes entgegen als wir gewohnt sind. Unser Verständnis des sozialen Miteinanders scheint nicht mehr zu greifen, unsere Gewohnheiten werden irritiert.

Normalerweise, so meint Rudolf Steiner, sei es für uns keine Schwierigkeit, ein Gefühl der Zusammengehörigkeit und

45 Bauer, Wirklichkeitskonstruktion und Beziehungsgestaltung (2002), S. 169.

Verbundenheit zu teilen: „Die Scheidewand zwischen uns und der Welt errichten wir, sobald das Bewusstsein in uns aufleuchtet. Aber niemals verlieren wir das Gefühl, dass wir doch zur Welt gehören, dass ein Band besteht, das uns mit ihr verbindet, dass wir nicht ein Wesen außerhalb, sondern innerhalb des Universums sind."[46] Sicherlich wird jeder Mensch in der ein oder anderen Lebenslage dieses Gefühl der Verbundenheit schon einmal vermisst haben. Für viele Menschen gehört es vielleicht — anders als Steiner dies angenommen hat — nicht zum grundlegenden Lebensgefühl, ist es keine Selbstverständlichkeit, sondern etwas, das immer wieder deutlich errungen werden muss, wie im vorangehenden Kapitel bereits anklang. Die Begegnung mit einem demenziell erkrankten Menschen macht intensiv erlebbar, dass Verbundenheit nicht voraussetzungslos existiert, sondern der Vermittlung bedarf. Es entsteht eine Kluft, die auf etwas Essenzielles hinweist. Sie macht sichtbar, dass das Gewohnheitsmäßige, Selbstverständliche weniger selbstverständlich ist als wir dachten: Kontakt ist nicht allein von faktischen Interaktionen abhängig, sondern ist eine Kategorie des subjektiven Erlebens. Ob wir uns mit unserer Umwelt, den alltäglichen Tätigkeiten und anderen Menschen in einem guten Kontakt fühlen, ob wir uns verbunden fühlen, hängt sowohl von unseren biografischen Prägungen, von unseren inneren Einstellungen wie auch von der faktischen Gestaltung der Interaktion ab. Je besser die Abstimmung all dieser Faktoren intersubjektiv und intrasubjektiv gelingt, umso zufriedenstellender kann unser Erleben von Kontakt sein. Die demenzielle Erkrankung fragt laut nach den Bedingungen von Kontakt. Sie stellt unsere Gewohnheiten massiv in Frage. Ähnlich wie Becketts Theaterstück, wo

46 Steiner [1894/1918], Philosophie der Freiheit (2013), S. 11.

Figuren und Zuschauer miteinander in eine Schieflage geraten, die ganz offenkundig werden lässt, dass Bedeutung und Sinn niemals voraussetzungslos existieren.

Den Beziehungsraum zwischen einander auf der Basis der persönlichen Erfahrungen zu ergreifen, zu gestalten und mit dem umgehen, was ein jeder von sich hineingeben möchte, ist ein lebendiger Prozess, der Zeit, Aufmerksamkeit und Zuwendung beansprucht. Doch vielleicht schreitet auch etwas ohne mein Zutun voran und nimmt eine Bedeutung an, die nicht allein von mir selbst abhängt. Das kann — wie im Eingangszitat von Beckett formuliert — beängstigend sein: Es gibt die Möglichkeit, sich im Kontakt mit anderen zu verlieren. Auch kann der Andere mir verloren gehen. Der Kontakt zwischen ein-ander beruht auf dem in vielfachen Situationen erprobten Vertrauen, den Draht zu-einander wiederfinden zu können. Genau das scheint mir die Kunst zu sein: Die Tatsache produktiv werden zu lassen, dass es in jeder menschlichen Beziehung etwas gibt, das wir nicht begreifen können, das weit über uns selbst hinausgeht und bewirken mag, dass wir uns getrennt oder verbunden fühlen, ohne dies selbst vollständig steuern zu können.

Die Freiheit des Zwischenraums, in dem wir ein-ander, uns selbst und den anderen immer wieder neu erleben und finden können, ist gegeben, wenn dieser nicht permanent besetzt wird, sondern immer wieder frei geben wird, wenn wir nicht darauf beharren, eindeutig zu wissen, was zwischen uns vor sich geht. Dauerhafte Verbundenheit entsteht gerade dann, wenn wir uns immer wieder verbinden und immer wieder lösen können. Denn sobald wir uns nicht voneinander lösen können, sind wir ineinander verheddert und in einer Endlosschleife gefangen wie die Protagonisten in Becketts Endspiel. Die Freiheit liegt darin, dass zwischen uns etwas auf dem Spiel steht. Es geht etwas vor. Tut es das nicht, ist das Spiel zu Ende. Ist das Spiel zu Ende, weil wir nicht enden können, sind wir — wie in Becketts *Endspiel* — gefangen in einer endlos kreiselnden, torkelnden Bewegung, die ohne Zentrum ist und keinen Horizont kennt.

In der Demenz, so scheint es mir, ist der Zwischenraum, der Raum der Freiheit, aufgelöst, die Möglichkeit, im Austausch des einen mit dem anderen zu sich selbst und zur Welt zu kommen, scheint verloren gegangen zu sein. Das ließe sich als ein Krisensymptom unserer Zeit verstehen, vor dem wir besser nicht die Augen verschließen sollten. Für mein Empfinden fragt die Demenz als Zeitsymptom ganz massiv danach, wie wir uns verbinden und lösen, wie wir miteinander umgehen und uns situieren, wie wir Zeit durchleben. Ich werde im Zuge der folgenden Kapitel wiederholt darauf zu sprechen kommen.

Die Wunde im Herzen

Am Ende des Lebens, so lässt Beckett Hamm im *Endspiel* sagen, geht es darum, dass nur der die Zeiten überdauern wird, der zeitlebens die Fähigkeit hatte, zu sein wie ein anderer und einen anderen zu bemitleiden. Am Ende wird der Abdruck, den wir in der Welt hinterlassen, das Wesentliche sein. Wir bedeuten etwas, das wir nicht erfassen können, das aber so stetig ist wie ein schlagendes Herz. Es entzieht sich unserem Einfluss. Das ist, was Becketts Figuren in dem diesem Kapitel vorangestellten Zitat zu entdecken scheinen. Und diese Erkenntnis ist wie eine „kleine Wunde" in der Brust. Ein Leiden, ein beängstigender Schmerz, könnte man sagen, vielleicht aber auch noch mehr: Einfalltor für das Mitleiden. Wenn das Herz schlägt, braucht es eine kleine Wunde, damit es nicht alleine schlägt. Die Wunde im Herzen, das Leid, das Mitleiden, das tritt hier in Erscheinung als Verbindungstür zwischen den Menschen: „Die Unendlichkeit der Leere wird dich umgeben, alle auferstandenen Toten aller Zeiten würden sie nicht ausfüllen, du wirst darin wie ein kleiner Kiesel mitten in der Wüste sein. Pause. Ja, eines Tages wirst du wissen, wie es ist, wirst du wie ich sein, nur dass du niemanden haben wirst, weil du niemand bemitleidet hast und weil es dann niemand mehr zu bemitleiden gibt. Pause."[47]

Ohne Zwischenmenschlichkeit und Mitleid, so klingt es hier an, sind wir unrettbar verloren, „ein kleiner Kiesel mitten in der Wüste". Hamm antizipiert einen zukünftigen, retrospektiven Reflex auf die jetzige Gegenwart: Eines Tages wirst du wissen, wie es ist, wie ich zu sein. Er sagt, dass es jetzt im Miteinander und Zwischen-ein-ander anders sein könnte, wenn die Grenzen durchlässig blieben, wenn der eine in der Lage wäre, sich in den anderen hineinzuversetzen, empathisch zu bleiben, sich einzufühlen und sich einfühlbar zu machen. Die Heimat, die uns überdauern kann und in der wir überdauern können, entsteht, wenn wir einander zu erkennen versuchen, wenn wir imstande sind, zu uns selbst „Du" zu sagen und im „Du" ein Ich zu erkennen — das Vertraute im Anderen finden und das Fremde in uns selbst. Steiner formuliert:

„Um zum Denken des Herzens zu kommen, müssen wir die Kraft haben, aus uns herauszugehen, wirklich uns selber ganz fremd zu werden und von außen auf uns zurückzublicken. [...] — Das frühere Ich muss ganz im richtigen Sinne ein Du werden. So wie man zu einem anderen ‚du' sagt, so muss man zu sich selber ‚du' sagen können. [...] Es gehört gar nicht so viel dazu, man muss verhältnismäßig einfache Dinge tun; dann erwirbt

47 Beckett, Endspiel (1976), S. 123.

man sich das Recht, mit dem Herzen denken zu dürfen."[48] Das „Herzdenken" ist wesentlich soziale Kompetenz: Es ist der befreiende Schritt, sich selbst aus dem Umkreis, dem Lebenskontext heraus wahrnehmen zu können — als Teil eines Ganzen — und diesen Aspekt in die Wahrnehmung der eigenen Person integrieren zu können.

In Steiners Überlegungen ist das Herzdenken der Weg, in der Erinnerung der Welt überdauern zu können: Um nicht nur ein „nichtiger Kiesel" zu sein, sondern um einen Sinn zu hinterlassen, eine positiven Eindruck, eine Einschreibung in das Gedächtnis der Welt. Nur dann, so Steiner, bleiben wir in der Erinnerung der Welt erhalten, können wir überdauern: „Dasjenige, was man als ein Innerliches gehabt hat während des Erdenlebens, das nimmt die Welt an sich. Und das, was man in die Welt hineingeprägt hat, das gibt sich uns wieder. Gerade das, was man nicht beachtet hat, an dem man vorbeigegangen ist, was man aber mit deutlichen Strichen hineingetragen hat in das geistige Dasein, das gibt einem das eigene Selbst wiederum zurück. Und man gelangt dann im rückläufigen Lebenslaufe durch die Geburt hinaus in die Weiten des geistigen Daseins."[49]

Unabhängig davon, ob man diesen Weg mitgehen möchte, den Steiner als nachtodliches Erlebnis entwirft — von besonderem Interesse an dieser Stelle ist für mich der Gedanke, dass Erinnerung etwas ist, das weit über unser bewusstes Erleben hinausgeht: Was geschieht, was vor sich geht, was wir verursachen, erschaffen, beeinflussen, können wir gar nicht wissen und erfassen. Es übersteigt uns. Es ist — ganz unabhängig von

48 Steiner [1910], Mikrokosmos und Makrokosmos (1988), S. 123.
49 Steiner [1924], Anthroposophie (1994), S. 157.

seiner Bewertung — niemals allein das, wofür wir es halten. Dessen können wir gewahr werden, wenn wir uns bewusst machen, dass eine Sache sich allein schon für unsere Kinder ganz anders darstellen wird als für uns selbst. Etwas von dem, was uns übersteigt, ist in dem Anderen vorhanden. Das klingt lapidar. Es geht jedoch nicht um das Eine oder das Andere, sondern um etwas Drittes, das dazwischen ist und sich nicht unmittelbar begreifen lässt.

Auch in Becketts *Endspiel* wird ein weiter Bogen gespannt, ein Umkreis gebildet, um zum Zentrum zu gelangen. Hamm entwirft eine Zukunft, in der anstelle der Erinnerung eine entsetzliche Leere herrschen wird und findet von hier aus in das Zentrum der Gegenwart zurück: Eigentlich, so klingt es in seiner Rede an, könntest du jetzt schon damit anfangen, dich zu erinnern, wie es ist, wie ich zu sein.

Mitleid, Mitgefühl entfaltet sich im Gespräch, im Erzählen, beim Zuhören, im Austausch. Die Erinnerung braucht das Erzählen, Erzählen stiftet Zusammengehörigkeit. In Becketts absurdem Universum haben die Geschichten keinen Ort und keine Zeit. Sie können nicht mehr erzählt werden, denn wenn und falls die Retrospektive einsetzen sollte, wird — so sagt es Hamm — kein Anderer mehr da sein, werden alle Geschichten längst überflüssig geworden sein, ist der Einzelne unrettbar verloren, ohne Mitleid und Mitleiden.

Erzählungen, Geschichten stiften Dauer, Kohärenz und Sinn. Sie können das Fragmentarische unseres Lebens in einen größeren Zusammenhang einbetten. Umgekehrt können Erzählungen das, was alle Zeiten überdauert, zur Entfaltung bringen. In ihnen ist eine Verbindung hergestellt zwischen Dauer und Vergänglichkeit. Bei Beckett ist diese Verbindung ausgesetzt, doch gerade dadurch wird ihr Fundament sichtbar: unser wechselseitiges Angewiesensein. Niemand kann ohne den Anderen und die kleine Wunde im Herzen überdauern.

Die fortlaufende Zeit entfaltet die Individualität und bringt sie zugleich zur Reifung. Das Erzählen — Mitteilung und Anteilnahme — ist der zwischenmenschliche Wärmeraum, in dem die Zeit in ihrer doppelten Ausformung Gestalt gewinnen kann: als vergehende Zeit wie als Dauer.

Gemeinsam Gestalt entfalten

„Auch er erinnerte sich an die Vergangenheit", so heißt es in Schlegels *Lucinde*, „und sein Leben ward ihm, indem er es ihr erzählte, zum ersten Mal zu einer gebildeten Geschichte."[50] Erinnerung ist keine Wäscheleine, an der die wichtigsten Ereignisse befestigt sind, sondern ein lebendiger Prozess, der sich in der Wärme einer zwischenmenschlichen Beziehung entfalten kann. Die Erinnerung braucht die träumerische Selbstversunkenheit, um Gestalt anzunehmen und identitätsstiftend zu werden. Das Erzählen ist dann vielleicht kein Vorhaben, sondern etwas, das sich ereignet, weil in dem Beisammensein etwas vor sich geht, dass uns veranlasst, ins Sinnen zu kommen, und wenn so die inneren Bilder und Erfahrungen aufsteigen, hebt vielleicht etwas in uns zu sprechen an und kann nur dann entstehen, wenn wir zu reden beginnen.

Die Gedanken, so hat es Heinrich von Kleist verstanden, sind niemals fertig vorhanden, um in einem zweiten Schritt ausgedrückt zu werden, sie bilden sich vielmehr beim Sprechen selbst. „Denn nicht *wir* wissen, es ist allererst ein gewisser *Zustand* unsrer, welcher weiß."[51] In diesem Prozess kann eine

---

50 Friedrich Schlegel [1799], Lucinde (1996), S. 71.

eigene Geschichte erkennbar werden, benennbar werden, vielleicht aber ist sie auch nur zu erahnen, vielleicht bleibt sie an manchen Stellen diffus, ungefähr, ungewiss. Wie bei dem Werk eines Malers oder Bildhauers können auch hier gerade die Leerstellen eine Offenheit bewirken, die notwendig ist, um im Prozess, im Austausch bleiben zu können. Das Erzählen kommt an kein Ende. Wir kommen miteinander an kein Ende.

Anders bei Beckett. Die Protagonisten des *Endspiels* sind fertig miteinander, ohne einander lassen zu können. Es gibt nichts mehr zu erzählen. Sie scheitern an der Angewiesenheit und öffnen uns die Augen für den eigenen Schrecken: Den absolutistischen Wunsch, „Ich" sagen zu wollen, ohne ein anderes Ich, ein Du zu kennen, zu spüren, zu akzeptieren. Beckett fordert von uns eine andere Art der Aufmerksamkeit als wir gewohnt sind. Er hebelt unser Sinnverstehen aus. Auch ein demenziell erkrankter Mensch irritiert unsere gewohnte Selbstverortung. Dann können wir im *Endspiel* stranden oder wir können den zwischenmenschlichen Raum neu ausloten und lernen, auf eine andere Art anwesend zu sein, um in Erfahrung zu bringen, was vor sich geht. Das bedeutet zunächst, die Wärme zu stiften, die es braucht, damit etwas zur Entfaltung kommen kann. Wir haben es also in der Hand und zugleich haben wir es niemals allein in der Hand. Das, was vor sich geht, braucht Raum. Es ist so essenziell und unbegreiflich wie der eigene Herzschlag. Es übersteigt uns, und wir sind darauf angewiesen.

Das Absurde macht, wo es sein Zelt aufschlägt, sinnfällig, dass es einen Raum gibt, der das Vorhandene unterwandert und vielleicht zugleich überspannt. Es treibt einen Keil in unsere Wirklichkeit. Es ist ein Keil, der dazu herausfordert, das

---

51 Heinrich von Kleist [1811], Über die allmähliche Verfertigung der Gedanken beim Reden (1993), S. 323.

Zwischenmenschliche neu zu begreifen. Jede Begegnung mit einem demenziell erkrankten Menschen fordert uns dazu heraus, zu erkennen, dass Ich und Du niemals letztendlich sind, sondern in eine Weite gestellt, deren beängstigende Unendlichkeit mir einzig in der inneren Verbindung mit dem unfassbaren Anderen zu einer dauerhaften Heimat werden kann. Es geht also darum, mich selbst im Anderen zu erkennen. Auch in der demenziellen Erkrankung.

IV

Bewegung und Erstarrung

„Das Ende ist im Anfang,
und doch macht man weiter." [52]

Gemeinhin ist Demenz in unserer Vorstellung mit Erstarrung verbunden. Wer je mit Demenzkranken zu tun hatte, weiß, wie wenig generalisierbar, wenn nicht gar abwegig das ist. Viele Menschen haben einen ausgesprochen ausgeprägten Bewegungsdrang, sodass das Problem der Pflegenden häufig eher die Beruhigung und Sturzprophylaxe ist denn die Animation. Bewegungsdrang zeigt sich als Herumlaufen, Tanzen, Schaukeln, Wiegen, Singen ... All dies kann ein Ausdruck ruhelosen Suchens sein, von Desorientierung, Ziellosigkeit, all dies kann in Kollisionen, Aggressionen und Verletzungen münden. Häufig ist die Vitalität wie in sich gefangen. Sie äußert sich in Handlungen und Bewegungen ohne Zentrum, ohne Rahmen, ohne Ziel: Nesteln, Wiegen, Laufen, Singen in ständiger Wiederholung. Offensichtlich ist das Problem weniger ein Mangel an Vitalität als ein Mangel an Bewegungsmöglichkeiten, an geeigneten Umweltbedingungen, die Bewegung gefahrlos ermöglichen und sinnvoll einbetten. Es geht also um ein zwischenmenschliches Problem.

---

52 Beckett, Endspiel (1976), S. 142.

Nesteln – Bewegung zwischen Spannung und Entspannung

Frau Thalmann[53] ist unruhig. Häufig läuft sie weg, manchmal schreit sie, meist wirkt sie apathisch, selten spricht sie. Jetzt sitzt sie neben mir und beginnt, am Bündchen ihres Rockes zu nesteln. Erst schaut sie nur hier und da, dann betastet sie das Material, die Nähte, den Reißverschluss. Sie dreht das Bündchen nach außen und wieder nach innen. Schließlich beginnt sie, einzelne Fäden aus dem groben Wollstoff zu zupfen. Prüfend zunächst, dann immer entschiedener, bis sich der Bund des Rockes an einigen Stellen sichtbar aufzulösen beginnt. Jetzt könnte es an der Zeit sein, den Vorgang zu unterbrechen, sanft abzulenken oder entschieden darauf hinzuweisen, dass sie gerade etwas kaputt macht. Aus guten Gründen ist es jedoch auch möglich, zuzulassen, dass der Stoff an der Außenseite des Rockbündchens noch weiter aufgelöst wird, dass Frau Thalmann sich in den Vorgang, der sie ganz beansprucht, vertiefen darf.

Dasselbe gilt für jene Dame, die unaufhörlich die immer gleichen zwei Zeilen eines Liedes singt, für jene, die mit dem Fingernagel unentwegt und hingebungsvoll Stück für Stück des nassen Malpapiers vom Malbrett kratzt. Und für die Dame, die ernsthaft und sorgfältig ohne Unterlass das Kaffeegedeck an ihrem Sitzplatz ordnet, neu ordnet, umstellt: Gabel, Löffel, Tasse, Teller. Nicht zuletzt für jene, die wie verstummt wirken und dann unvermittelt aus dem Schweigen heraus aufschreien. Es gibt viele Formen der Vitalität. Manche mögen sinnlos erscheinen, absurd oder traurig. Sie sind jedoch nicht weniger wichtig als andere.[54]

---

53 Die Personennamen sind sämtlich erfunden. Alle Darstellungen aus der künstlerischen Arbeit haben einen rein exemplarischen Charakter.

Das Nesteln ist eine Form der Vitalität, die uns nicht fremd sein dürfte — selbst nicht ihr Hang, ins Groteske abzugleiten. Deshalb möchte ich sie an dieser Stelle genauer betrachten. Wann haben Sie zuletzt genestelt oder sich im Sortieren von Kram verloren, einen Ohrwurm vor sich hin gesummt — in welcher Situation und warum? An einem Fädchen gezupft, mit einem Stift gespielt, die Brille übermäßig lange geputzt oder ziellos in der Tasche gewühlt? Das kann merkwürdige Formen annehmen. Wir sind selbstversunken mit einer Sache beschäftigt und das mitunter auf eine von außen betrachtet recht sinnlose Weise. Und warum? Weil wir Zeit für uns brauchen und sie uns anders gerade nicht nehmen können? Weil wir etwas vermeiden möchten? Den direkten Kontakt? Weil wir uns gerade ein wenig aus einer Situation herausziehen möchten oder zögern, bevor wir uns einer Sache zuwenden, die auf uns wartet? Weil wir nicht weiter wissen und uns gerne für ein Weilchen in Ausflüchten verlieren? Weil wir ein wenig Zerstreuung brauchen, weil uns Ablenkung gut tut?

Ob aus Verlegenheit, ob aus spielerischer Langeweile, als Zustand verträumter Selbstversunkenheit oder Automatismus: Alle diese Tätigkeiten der Zerstreuung mit Hang zur Verselbstständigung sind Ausdruck einer inneren Bewegung. Sie sind Ausdrucksformen von Vitalität.

Zugleich sind sie Beziehungsformen. Sie bedeuten etwas im Kontext mit anderen. Davon ist auszugehen, wenngleich

---

54 Vgl. Daniel N. Stern, Ausdrucksformen der Vitalität (2011). Das Erleben von Vitalität ist Gegenstand dieser Untersuchung Sterns. Im Fokus der Betrachtung stehen minimale Sequenzen und Ausdrucksformen von Vitalität. Der Forscher versteht sie als internalisierte Formen der frühen Interaktion mit der Umwelt, die unser Erleben und unsere Ausdrucksformen von Vitalität ganz entscheidend geprägt hat. Das Augenmerk auf die Frage zu lenken, wie Vitalität sich äußern kann, erscheint mir als überaus spannend und fruchtbar. Eine introspektive Untersuchung, wie sie Stern als Psychoanalytiker vornimmt, steht hier freilich außer Frage.

nicht immer sofort verständlich ist, was sie bedeuten. Das gilt nicht allein im Falle der Demenz: Wenn ich in einer Konferenz von mir selbst unbemerkt eine Haarsträhne wieder und wieder um den Finger wickele, kann das bedeuten, dass ich gerade mit großer innerer Anteilnahme über etwas Bewegendes nachdenke. Es könnte auch bedeuten, dass ich mich unsäglich langweile. In beiden Fällen aber wäre das Signal an die Außenwelt, dass ich gerade nicht so richtig ansprechbar bin, ein wenig selbstversunken, entweder innerlich stark involviert oder ausgeklinkt. Die Geste kann große innere Bewegung und Konzentration anzeigen oder eine selbstberuhigende, gedankenverlorene Tätigkeit sein oder etwas Undefinierbares dazwischen.

Es ist eine Unschärferelation in diesem Nesteln. Es geht um einen inneren Selbstbezug, es geht um mein Verhältnis zu meiner Umwelt, aber niemals um Eindeutigkeit. Es geht um einen Zustand der Zerstreuung, Abwesenheit, in dem jedoch ein vitaler Impuls zum Ausdruck kommt. Das Nesteln ist ein träumerischer Zustand, in dem ich mir meiner selbst und meiner Umwelt nicht klar bewusst bin. Eine minimale Bewegung verselbstständigt sich und lullt mich ein:

Wir können beim Putzen der Brille in eine Absenz fallen, innerlich abdriften und hören dann vielleicht nicht einmal, wenn uns die anderen Familienmitglieder am Frühstückstisch etwas fragen. Das bedeutet nicht, dass die anderen in diesem Moment nicht irgendwie innerlich präsent blieben. Gerade ihre Gegenwart ermöglicht vielleicht den inneren Absprung oder Ausflug in ein kleines Intermezzo, das eine erholsame Unschärfe in unsere Verhältnisse bringt. Wir brauchen die Zerstreuung, um uns zu sammeln und konzentrieren zu können. Sie ist ein vitaler, dynamischer Vorgang: Ein Spaziergang weitet uns, bringt uns in Kontakt mit unserem Körper, wärmt uns — auch seelisch. Er bringt uns auf neue Gedanken und verwandelt innere Unruhe in Regsamkeit — körperlich und stimmungsmäßig. Das Nesteln ist wie ein innerer Spaziergang auf dem Weg zwischen mir selbst und meiner Umwelt, ein Schlendern ohne Ziel, das in die eine oder in die andere Richtung führen kann. Es ist wie eine Hülle, in der die Verbundenheit mit mir und anderen unbefragt und unbewusst bewegt werden kann — eine Nestform, ein Gebilde mit Zwischenraum, ein Ort, der Wärme erzeugen kann, in dem wir uns einrichten können. Wenn Frau Thalmann nestelt, dann befindet sie sich in diesem fruchtbaren Zwischenraum, aber vielleicht gelingt es ihr nicht, die Hülle, in der die Anteilnahme, Lebendigkeit und Vitalität enthalten ist, innerlich zu bewohnen, weil die zwischenmenschliche Wärme fehlt, die ein Nest braucht. Diese Wärme können wir durch unsere gleichermaßen zugewandte wie unaufdringliche Anwesenheit spenden.

Ganz gleich, wie wir die Auflösung des Rockes von Frau Thalmann bewerten: Es ist nicht negativ, alles um sich herum zu vergessen. Gerade darin kann eine tiefe Verbundenheit zum Ausdruck kommen. Dieses Nesteln ist ein Abtauchen in innere Bewegung, ein träumerischer Zustand, in dem etwas lebendig und produktiv wird. Es ist ein schöpferischer Zustand. Das ist wichtig. Es mag sich darin das Bedürfnis nach einer Pause äußern, ein Ausscheren aus den Anforderungen, ein Nicht-Funktionieren. Die kleinen, sich sinnlos perpetuierenden Gesten in unserem Alltag sind ein Freiraum, in dem eine Rückkoppelung, ein Zurückpendeln in das eigene Innenleben möglich ist. Und: Dieses Innenleben darf diffus sein. Nesteln ist die Suche nach Zerstreuung oder eine Möglichkeit, der Zerstreuung nachzugeben. Werden wir dabei gestört, sind wir vielleicht erst einmal etwas verwirrt, desorientiert. Sich eine

Weile auszuklinken, ungerichtet, zerstreut zu sein, trägt zu unserer inneren Sammlung bei.

Wir wissen nicht, was Frau Thalmann innerlich erlebt. Aber was auch immer es ist, wenn wir in diesem Moment sagen würden: „Frau Thalmann, Sie machen ja ihren Rock kaputt", dann ist die Gefahr, dass der *innere* Faden reißt und die selbstversunkene Eigenbewegung verloren geht, groß. Solange Frau Thalmann nicht gestört wird, folgt sie einem inneren Impuls. Das mag von außen sinnlos aussehen, und wir müssen befürchten, dass es ihr nicht gelingt, alleine aus diesem Zustand aufzutauchen. Was für uns selbst der inneren Sammlung dient oder der Ablenkung und Zerstreuung, mag hier wie inhaltsleer wirken — wie ein Leerlauf, eine Bewegung ohne Anfang und Ende, ein Kreiseln ohne Zentrum und Peripherie.

Erfahrung bildet sich durch Wiederholung. Hier jedoch scheint die schier endlose Wiederholung anzuzeigen, dass Erfahrung sich nicht mehr bilden kann. Der Kokon, in den Frau Thalmann sich einspinnt, ist in Gefahr zu einer Hülse zu werden. Wie also können wir dafür sorgen, dass das Nesteln, die Hülle, eine belebte Hülle bleibt?

Eigenbewegungen erinnern und erfahren

Demenziell erkrankte Menschen — vor allem im fortgeschrittenen Stadium der Erkrankung — sind häufig sehr frei und spontan in der Ergreifung künstlerischer Mittel.[55] Spielerische Freude, Spontaneität, Unbefangenheit, Unbekümmertheit, Lust an kreativen Handlungen, Neugierde — das alles ist ihnen

55 Vgl. auch Ganß, Demenz-Kunst und Kunsttherapie (2009).

nicht unbedingt fremd. Für viele andere alte Menschen — und nicht nur für diese — ist es sehr viel schwieriger, sich einem schöpferischen Prozess zu überlassen. Wir bekommen dann Sätze zu hören wie: „Nein, junge Frau, Malen, das war noch nie meine Sache", oder: „Ja, Malen. Ach wissen Sie, das Problem ist, ich bin schon aus der Schule raus." Andere aber machen Bemerkungen wie die folgende: „Bei Ihnen kann ich wieder spielen wie ein Kind."

Sich unbefangen inneren Impulsen zu überlassen und ihnen einen freien Ausdruck zu verschaffen, fällt vielen Menschen schwer. Das liegt freilich nicht unbedingt an den künstlerischen Fähigkeiten, es hat vielmehr mit der inneren Beziehung zu tun, vor allem mit dem Vermögen, sich ohne konkretes Ziel seinem Innenleben zu öffnen, in einen Zustand des Spielens zu gelangen. „Gerade im Spielen und nur im Spielen kann das Kind und der Erwachsene sich kreativ entfalten und seine ganze Persönlichkeit einsetzen und nur in der kreativen Entfaltung kann das Individuum sich selbst entdecken."[56] Im Zustand des Spielens können wir Erfahrungen machen, die uns befriedigen und bereichern, die uns in einen tiefen gefühlsmäßigen Kontakt mit uns selbst, mit anderen Menschen und mit unseren Erinnerungen bringen.

Gerade um diese Erfahrungen geht es, und zwar ganz unabhängig davon, ob ein Kunstwerk geschaffen wird oder nicht.[57] Wie zuvor mehrfach angeschnitten, kann es lohnend sein, Kreativität als eine Qualität der Wahrnehmung und Haltung gegenüber der Welt und anderen Menschen zu verstehen,

---

56 Winnicott [1971], Vom Spiel zur Kreativität (1997), S. 66.

57 „Auf der Suche nach dem Selbst kann der betreffende Mensch etwas künstlerisch Wertvolles erschaffen. Aber ein erfolgreicher Künstler kann allgemein anerkannt werden und doch das Selbst, nach dem er sucht, nicht gefunden haben." (Ebd., S. 66).

die uns das Gefühl geben kann, dass unsere Äußerungen und Handlungen erwünscht sind, aufgenommen und beantwortet werden und Sinn ergeben. Es ist diese Qualität, die wir brauchen, um aus einer wie inhaltsleeren Geste der Zerstreuung eine belebte und belebende Hülle werden zu lassen.

Eine schöne Art der Kontaktaufnahme ist der Kreisel. Der Kreisel ist etwas, das viele aus Kindertagen erinnern. Er knüpft an frühe Erfahrungen der Eigenbewegungen an, wie das Schaukeln, das wir jedoch im Aufenthaltsraum eines Pflegeheims schlecht aufnehmen oder simulieren können. Der Kreisel bewegt sich, einmal angestoßen, von alleine. Er tanzt, er summt, er singt — er vermittelt Munterkeit und Beruhigung. Mit einem Kreisel lässt sich bei vielen Menschen Anteilnahme und Freude wecken. Es gibt Holzkreisel, die aus einem gespitzten Stift und einer Holzscheibe zusammengesetzt sind. Darauf lassen sich Kreise aus Papier stecken. Diese Papierkreise können bemalt werden. Was auch immer Sie damit anstellen, auf den Kreisel gesteckt und in Bewegung gesetzt entsteht eine runde Sache. Das hat nicht nur für kleine Kinder eine Faszination. Etwas Unvollkommenes, selbst Gemachtes, ein bekritzeltes Stück Papier, wird aus der Bewegung heraus zu etwas Vollkommenen, in sich Geschlossenem: Zu einem eigenen Umkreis mit einem eigenen Mittelpunkt.

Die Erfahrung, die sich hierbei vermitteln lässt, ist: Die gekritzelte Eigenbewegung, das eigene Tun, der eigene kreative Ausdruck genügt sich selbst. Er hat Bestand in sich, er ist etwas, das bewegt und in Bewegung bringt, er lässt staunen, er bietet Möglichkeiten für Kontakt mit anderen. Denn wenn an einem Tisch einer mit dem Kreiselspiel beginnt, bleibt er dabei nicht lange alleine. Darüber hinaus: Eine Fläche mit Mittelpunkt und Außengrenze, Punkt und Umkreis wird gestaltet und ruft

Entzücken und Staunen hervor. Für manche Menschen entfaltet das Spiel eine Sogwirkung und es muss immer noch ein neues Papier bemalt werden, um zu sehen, was nun passiert. Ich glaube, es hat etwas von der Erfahrung, das eigene Tun innerhalb seiner Grenzen und mit Bezug zu sich selbst wohlwollend betrachten zu können und den Freiheits- und Überraschungsmoment, der damit verbunden ist, zu genießen.

Vielleicht haben Sie Lust, es selbst auszuprobieren. Wenn Sie es tun, überlegen Sie, was Sie brauchen würden, wären Sie gerade verwirrt und weitgehend orientierungslos. Dann nämlich brauchen Sie vor allem eines: Einen anderen Menschen, der die Dinge zur Verfügung stellt, sie in eine Beziehung einbettet und den Rahmen hält.

Kehren wir zu unserem Beispiel zurück. Wenngleich Frau Thalmann von außen betrachtet in sich selbst versunken und teilnahmslos wirkt, weiß ich doch, dass sie nur solange mit sich selbst und ihrem Rock beschäftigt ist, wie ich neben ihr sitze. Würde ich aufstehen, würde sie weiter unruhig und ziellos herumlaufen. Solange sie sich meiner Gegenwart sicher sein kann, kann sie selbst agieren. Das Nesteln ist eine Beschäftigung mit sich selbst, in der die Umwelt immer präsent ist. Sie ist innerlich involviert und bleibt über die Sache mit der Außenwelt verbunden. Ihr Nesteln ist eine spontane Geste, die wir unterbinden oder unterstützen können. Es sind diese kleinen Gesten, die zählen. Über das Nesteln hinwegzugehen würde in meinen Augen bedeuten, eine Möglichkeit der Kontaktaufnahme zu verspielen. Ungestört für sich sein zu können ist eine wertvolle Erfahrung. In Anwesenheit eines anderen für sich sein zu können, der gleichsam zugewandt wie unaufdringlich ist, ist eine wertvolle Erfahrung. Deshalb mag es paradoxerweise so wirken, als würden wir es zulassen, dass etwas zerstört wird, während es gerade darum geht, etwas Lebendiges zu nähren, zu bewahren und zu schützen. Auf diese Paradoxie möchte ich im Kapitel IX näher eingehen.

Spontane Geste und zielgerichtete Formulierung

Frau Thalmann malt zunächst selbst nicht und hat auch in ihrem Leben mit Kunst nichts zu tun gehabt, doch wenn jemand neben ihr sitzt und malt, bleibt sie. Zuweilen betrachtet sie die Karten eines Memoryspiels, das berühmte Gemälde zeigt. Eines Tages gibt sie mir eine Karte mit einem Gemälde von Edward Hopper: Ein Leuchtturm, Dünen, ein Weg. Kein Mensch. Ich male ein ähnliches Bild auf ein großes Blatt, zunächst nur Umrisse und angedeutete Flächen. Als ich mich vorübergehend abwende, weil etwas anderes meine Aufmerksamkeit erfordert, nimmt sie den Pinsel und setzt exakte rote Streifen in den Leuchtturm, die genauso breit sind, wie die weißen Streifen, die durch Auslassung entstehen — ohne dass diese vorher mit dem Zeichenstift gekennzeichnet worden wären. Etwas ist weg und etwas ist da. Das Gemeinte und das Nicht-Gemeinte werden mit Bezug aufeinander gestaltet.

Einerseits ist das sehr brav, wenn Frau Thalmann genau das tut, was das Bild braucht. Fast wie im Malbuch, könnte man denken. Dennoch finde ich es bemerkenswert, dass sie die Streifen malt. Sie hätte auch den Weg malen können oder die Wiese, den Himmel. Sie malt einen Bereich, in dem ihre Autonomie gefordert ist, einen Bereich, in dem das Präsente das Abwesende formt, und sie tut dies mit einer plötzlichen Sicherheit und Bestimmtheit, die das Gegenteil von Orientierungslosigkeit ist. Was bedeutet es, Auslassungen zu malen?

Weiße Häuser, Segel, Wolken, die Punkte auf einem Fliegenpilz — das Malen von Auslassungen ist ein relativ komplexer Vorgang, der einiges Nachdenken erfordert, zumindest gute Orientierung und Konzentration. Es spricht nichts dagegen, davon auszugehen, dass Menschen im fortgeschrittenen Stadium einer Demenz diesen Vorgang beherrschen. Ich habe das immer wieder erlebt.

Es wird in diesem Zusammenhang meines Erachtens ganz deutlich, dass Orientierung eine Fähigkeit ist, die in einer inneren Beziehung von Dauer wurzelt, in einer Beziehung, die möglicherweise als so dauerhaft erlebt wird, dass sie wie zeitentbunden ist. Das muss nicht einmal ein bewusster Vorgang sein. In Pflegeheimen sind die Verweildauern glücklicherweise relativ lang. Hier ist es zuweilen möglich, Menschen über drei, fünf oder zehn Jahre hinweg künstlerisch zu begleiten. Diese Situation ermöglicht, intensive Beziehungen einzugehen. Demenziell erkrankte Menschen kennen möglicherweise auch nach drei Jahren meinen Namen noch nicht. Das bedeutet jedoch nicht, dass sie nicht in einer intensiven Beziehung zu mir stünden. Langjähriger regelmäßiger Kontakt bringt zwischenmenschlich etwas zum Schwingen, setzt einen Prozess der wechselseitigen Anteilnahme in Gang, erzeugt eine tiefe innere Verbundenheit, die beruhigend, tragend wirkt und mithin Orientierung stiftet.

Was Frau Thalmann anbelangt, so könnte das genannte Beispiel zeigen, dass in einer Situation, in der ein orientierungslos wirkender Mensch sich angenommen und gehalten fühlt, etwas Neues entstehen, etwas in den Fluss kommen kann. Die Stabilität und gleichzeitige Offenheit einer Beziehung ermöglichen, sich etwas anderem zuzuwenden. Der Freiraum ist Bestandteil einer haltenden, beruhigenden Umwelt, die Dauer stiftet und mithin Orientierung bietet, frei ist von störenden Übergriffen, es ermöglicht, Eigenbewegung wahrzunehmen und in eine kreative, plastische Geste zu verwandeln. Frau Thalmann ergreift den Pinsel und gestaltet die Situation in dem Moment, in dem ich mich abwende. Vielleicht einzig aus dem Grund, damit ich mich ihr wieder zuwende, das kann niemand wissen. Erstaunlicherweise aber gestaltet sie mit den Leuchtturmstreifen das Spiel, in dem An- und Abwesenheit aufeinander bezogen bleiben: Rot gestaltet Weiß, Weiß gestaltet Rot. Rot, die Farbe der Präsenz, der Bewegung und Aggression lässt den Malgrund wesentlich sein. Und umgekehrt: Der weiße Malgrund artikuliert das Rot. Sie gestaltet das Intervall von An- und Abwesenheit. Ob das ein Zufall ist? Wir wissen es nicht.

Im übertragenen Sinne ließe sich sagen: Rot und Weiß gehören zusammen. Die Bewegung, die nach außen aktiv und sinnvoll in Erscheinung tritt, wurzelt in der Fähigkeit, passiv und selbstvergessen sein zu können. Eine eigenständige Formulierung wird möglich, wenn eine zuverlässige, emotional tragende, haltende Beziehung gegeben ist. Der Leuchtturm, das sichtbare Orientierungszeichen für alle, die auf hoher See die Richtung verlieren können, ist aus beidem zusammengesetzt: Rot und Weiß, Aktivität und Passivität. Rot und Weiß stehen klar abgegrenzt nebeneinander. Ein Wahrzeichen für die Rolle, die das Vergessen, die Zerstreuung, die Selbstversunkenheit für das aktive Handeln spielt.

Zerstreut sein zu können, träumerisch in sich selbst versunken zu sein — in der beruhigenden Gegenwart eines anderen Menschen liegt die Voraussetzung für zielgerichtete Aktivität. Zwischen dem einen und dem anderen selbstständig und gesund pendeln zu können, scheint in der Demenz nicht gegeben zu sein. Was sich aber mit Sicherheit sagen lässt: Demenz ist nicht allein das Weiße, der Verlust, der Mangel, das Defizit, die Orientierungslosigkeit. Im Rahmen einer stabilen Beziehung jedenfalls können Rot und Weiß in Austausch gelangen und eine neue Gestalt hervorbringen: Haltende Umwelt und spontane Formulierung ermöglichen den Bau von Leuchttürmen, die weithin sichtbar sind.

Wir können beobachten, dass Frau Thalmann eine Beziehung aufnimmt, dass sie fortan meine Nähe sucht, dass sie sich beruhigen lässt, wenn ich neben ihr sitze, dass sie mir zusieht, wenn ich für sie male, dass sie meine Hand nimmt und bleibt. So, wie wir bei anderen Menschen beobachten können, dass sich durch das gemeinsame kreative Schaffen der Atem vertieft, regelmäßiger wird, die Hände wärmer werden, die Wangen sich röten, Gesprächigkeit anstelle von Wut oder Ablehnung aufkommt, Gemeinsamkeit plötzlich möglich wird.

Das Nesteln, das Kreiseln, das in sich kreisende Singen, das ordnende Stapeln im Leuchtturmbild — das alles mögen Gesten der Spontaneität, der Anpassung oder ursprünglicher Resilienz sein. Vielleicht sind sie alles zugleich in je unterschiedlichem Mischungsverhältnis. Hülsen müssen nicht leer bleiben. Werden sie von außen gehalten, aufgenommen, beantwortet, werden sie in die Wärme einer Beziehung eingebettet, können sie gleichsam von innen belebt werden und in spontane Gesten wie eigenständige Formulierungen münden. Neugierde und Bewegungsdrang, Vitalität und schöpferischer Eigensinn können auf vielerlei Art überleben. Das Ich kann wieder einziehen in den Umkreis, wenn wir den Umkreis stiften.

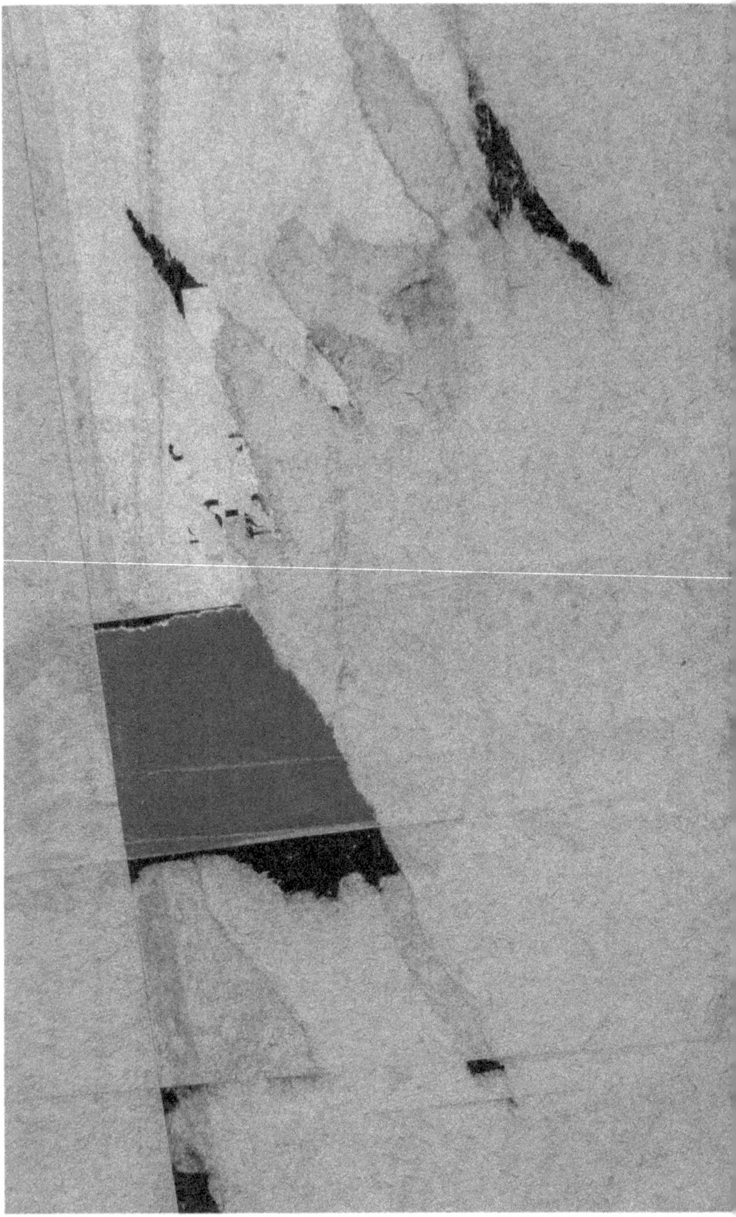

V

Vergessen und Erinnern

„Abwesend, immer.
Alles ist ohne mich vorgegangen.
Ich weiß nicht, was geschehen ist. […]“ [58]

Demenz gilt als Krankheit des Vergessens. Vergessen ist in unserer Gesellschaft negativ konnotiert. Wer vergesslich wird, fällt auf. Die allgemeine Vorstellung von Gedächtnis bezieht sich dabei immer auf das bewusste Erinnern, die Abrufbarkeit von Information. Wie wir wissen, sind es in der Demenz jedoch vor allem die Inhalte des Kurzzeitgedächtnisses, die nicht mehr abgerufen werden können, die Inhalte des Langzeitgedächtnisses können lange erhalten bleiben.[59]

Ist es denn wirklich die Erinnerung, die in der Demenz krankt? Häufig werden wichtige Lebensereignisse erinnert, die weit in der Vergangenheit liegen. Die Gegenwart wird von der Vergangenheit überschattet. Tendenziell greift die Erinnerung des Demenzkranken auf die Gegenwart über: Erinnert wird eine Szene, und zwar so, als ob sie sich gerade gegenwärtig abspielen würde. Weit zurückliegende Ereignisse sind dann präsent und werden nicht selten als szenische Realität erlebt.

---

58 Beckett, Endspiel (1976), S. 145.
59 Vgl. Ganß, Demenz-Kunst und Kunsttherapie (2009), S. 45f.

Ein Beispiel: Eine 90-jährige Dame kann sich keine Zeit für ihren Kaffee nehmen; sie ist sehr aufgeregt. Ihre Mutter kommt heute zu Besuch, sagt sie, und sie muss fort, um ihre Mutter vom Bahnhof abzuholen. Sie hat Angst, die Mutter zu verpassen und möchte wissen, wo die nächste Bushaltestelle ist, oder ob man ihr ein Taxi rufen könne.

Sie ist in einem anderen Wirklichkeitsbezug, in dem Pflegende und Angehörige plötzlich zu Darstellern abwesender, vielleicht längst verstorbener Protagonisten eines inneren Films, einer überaus lebendigen Erinnerung werden können. Was ist zu tun? Bereits in den 60-er Jahren machte Naomi Feil[60] darauf aufmerksam, dass es sinnvoll und hilfreich ist, den demenziell Erkrankten dann nicht zur Anpassung an die äußere Realität aufzurufen, sondern seine innere Realität ernst zu nehmen und die emotionale Bedeutsamkeit der erinnerten, wiederbelebten Situation zu bestätigen. Für das Beispiel bedeutet dies: Die alte Dame wird nicht rigoros damit konfrontiert, dass ihre Mutter längst nicht mehr lebt und sicher nicht kommen wird. Ihre Gefühle, ihr Erleben werden empathisch aufgenommen, denn ihre von der Erinnerung, der Empfindung getragene innere Verfassung ist offenkundig hochaktuell. Ganz deutlich werden die Gefühle, die mit der Mutter verbunden sind, zum Ausdruck gebracht. Da ist vielleicht Freude, aber auch Angst, einander zu verpassen, den Weg nicht zu finden. Mit ein wenig Zeit und Zuwendung versorgt, wird die alte Dame vielleicht einen sehr bedeutsamen Traum erzählen, in dem es um tiefsitzende Ängste von Verlust und Einsamkeit gehen mag. Dann können wir sie ein wenig zu trösten versuchen und die Gefühle aufnehmen, die ja keinem Menschen unbekannt sind. Es ist ganz deutlich und einfach, was auf

---

60 Vgl. Naomi Feil, Validation (2013).

diese Weise geleistet wird: Die alte Dame, die auf ihre Mutter wartet, kann sich emotional etwas mehr beheimatet fühlen, kann sich integrieren und fühlt sich im Zusammenhang mit uns vielleicht weniger verloren, unruhig, desorientiert. Würden wir ihrem Ansinnen mit einem Hinweis auf die Realität begegnen, wäre sie ihren bedrängenden Gefühlen weiterhin allein hilflos ausgeliefert und würde nicht zur Ruhe kommen. Die von Naomi Feil entwickelte Methode der „Validation" bestärkt die erlebte Innenwelt, sichert die Einbettung in empathische, stützende Beziehungen und unterstützt so die emotionale Integration des inneren Erlebens. Von hier aus ist es dann vielleicht sogar möglich, die alte Dame ganz unverfänglich nach ihrem Geburtsjahr und dem Geburtsjahr ihrer Mutter zu fragen. Es ist nicht unwahrscheinlich, dass sie das weiß und von hier aus die Gegenwart in den Blick nehmen kann.

Im fortgeschrittenen Stadium der Demenz, so kann man sicher sagen, verschwindet das erinnernde Ich immer mehr. Es verschwindet jedoch nicht einfach irgendwohin. Es ist merkwürdig, dass wir das denken. Das erinnernde Ich verschwindet in der Erinnerung selbst, im szenischen Erleben, aber gerade darin, so scheint es mir, ist es häufig noch lange bewahrt und enthalten. Es ist nicht die Erinnerung, die verloren geht, sondern es ist das erinnernde Ich. Der innere Bezugspunkt, das Punkt-Umkreis-Verhältnis, die Differenzierung von Selbst und Objekt, von Ich und Umwelt wirkt instabil. Die Erinnerung — „Ich muss Mutter vom Bahnhof abholen" — ist ebenso wie das Nesteln eine Hülse. Sie ist nicht mehr durchwärmt, nicht eingebunden, sie ist entzeitlicht — sie ist kristallin. Aber es ist eine Erinnerung, ein klarer Gedächtnisinhalt, wenngleich nicht als solcher kommuniziert, sondern inszeniert, was wir als distanzlos und übergriffig erleben mögen. Die

Erinnerung ist dann kein Bild, sondern der Erinnernde ist sozusagen im Bilde und wir sind es nicht, beziehungsweise wir sind es zwangsläufig auch, ohne jedoch das Bild zu kennen. Wir können den Ursprung der Erinnerung nicht wiederfinden und dem demenziell erkrankten Menschen nicht die Differenzierungsleistung abverlangen, die uns der Bürde entheben würde, unfreiwillig Teil seiner Erinnerung zu werden, aber wir können die kristalline Erinnerung durch zwischenmenschliche Anteilnahme, Wärme und ihre Einbettung in Kommunikation in einen anderen Aggregatzustand überführen. Das ist heilsam für alle, nicht nur für den demenziell erkrankten Menschen.

Das erinnernde Ich fehlt

Demenziell erkrankte Menschen, so wurde gesagt, können Szenen aus ihrer Vergangenheit sehr intensiv erinnern und szenisch vollkommen in sie eintauchen. Die Menschen in ihrer Umgebung werden dann Darstellende der Erinnerung, die Wirklichkeit wird als eine Aktualisierung der Erinnerung verkannt. Das Ich ist in die Szene so eingebunden, dass keine andere Aktualität erlebbar ist als die der Vergangenheit.

Demenziell erkrankte Menschen verwechseln zuweilen ihre Mitmenschen und erkennen ihre Angehörigen nicht wieder, können aber mitunter alle Strophen der Lieder singen, die sie aus ihrem früheren Leben oder gar aus ihrer Kindheit kennen. Das Langzeitgedächtnis, das Körpergedächtnis und das rhythmische Gedächtnis bleiben lange intakt — und können kognitive Verluste wettmachen: „Eine Dame mit beginnenden Gedächtnisproblemen konnte sich die Namen ihrer Enkelkinder nicht mehr merken. Weil sie deswegen sehr bekümmert war, suchten wir gemeinsam nach einer Lösung. Und wir fanden eine! Wir dachten uns ein Lied aus, bei dem die Namen der vier Enkelkinder zu der Melodie von *Alle Vögel sind schon da* gesungen werden. Im Auto, auf dem Weg zu ihrer Tochter, singt sie jetzt immer dieses Lied – mit Erfolg."[61]

Geschichten wie diese scheinen die Befunde Snowdons zu bestätigen: Das Gehirn ist ein plastisches Organ, das ein Leben lang Möglichkeiten hat, Defizite auszugleichen, selbst angesichts einer bereits bestehenden demenziellen Symptomatik.[62] Zumindest partiell können Folgeerscheinungen der degenerativen Veränderungen ausgeglichen werden, wenn wir selbst ein wenig kreativ werden.

Erinnern und Vergessen gehören zusammen

Unsere Kultur ist eine Erinnerungskultur. Erinnerung, Gedächtnis, Geschichte sind von zentraler Bedeutung für unsere persönliche und kollektive Identität. Identität braucht Biografie, Biografie ist Geschichte. „Wir sind, wer wir sind, aufgrund dessen, was wir lernen und erinnern. Erinnerung ist der Kleber, der unser mentales Leben zusammenbindet, uns Kontinuität verleiht."[63] So formuliert es der Neurowissenschaftler Eric Kandel. Die individuelle Identität entsteht, wenn der Mensch sich und seine Vergangenheit im Lichte der Gegenwart verstehen und auf eine Zukunft hin entwerfen kann. Biografisch ist das zuallererst im Laufe der Pubertät der Fall. Dann wird das

---

61 Van der Steen, Demenz und Altersverwirrtheit (2012), S. 91.

62 Vgl. Kapitel II. Vgl. auch Gerald Hüther, Bedienungsanleitung für ein menschliches Gehirn (2001).

63 Eric Kandel im Gespräch mit Petra Seeger. In: Seeger, Auf der Suche nach dem Gedächtnis. Film DVD 2008.

Selbsterleben reflexiv und die historische Perspektive, die Selbstverortung in Raum und Zeit, wird bedeutungsstiftend. Immer aber ist der Mensch beides: Erinnernder und Vergessender. Würden wir uns nur über das Vergangene identifizieren, wären wir nicht zukunftsfähig, könnten wir unser Leben nicht selbst in die Hand nehmen. Erachten wir alles Gewordene als irrelevant, haben wir keine Substanz, der wir unseren eigenen Willen einbilden können. Erinnern und Vergessen gehören zusammen. Das bedeutet zugleich, dass wir immer im Prozess sind und bleiben.[64] Die Identität, die wir im Laufe der Zeit gewinnen, ist nicht monolithisch, sondern angewiesen auf Raum und Zeit und Mitteilbarkeit, auf Zwischenmenschlichkeit.

Wenngleich der biografische Moment, in dem das Ich Einzug hält, für die meisten von uns nicht mehr erinnerbar ist, wissen wir alle ganz genau, wie es sich anfühlt, wenn dieser Prozess nicht störungsfrei verläuft, nicht glückt. Denn die Verbindung von Leib und Ich ist nicht einfach gegeben, sie wird jeden Tag beim Erwachen neu gewonnen und beim Einschlafen aufgegeben. Immer wieder wird das Ich, jener Teil von uns, der uns gewohnheitsmäßig ausmacht, vergessen und wieder erinnert. Zuweilen können wir nicht einschlafen, weil das Vergessen nicht gelingt, manchmal finden wir uns, aus dem Schlaf erwachend, nicht gleich zurecht, weil die Erinnerung nicht wiederkommt. Die Erfahrung demenziell erkrankter Menschen, verloren gehen zu können, dürfte uns insofern so fremd nicht sein. Lesen Sie Marcel Proust:

„Aber es genügte, dass in meinem eigenen Bett mein Schlaf besonders tief war und meinen Geist völlig entspannte. Dann

---

64 Vgl. Mario Erdheim, Die gesellschaftliche Produktion von Unbewusstheit (1997).

ließ dieser den Lageplan des Ortes fahren, an dem ich eingeschlafen war, und wenn ich mitten in der Nacht erwachte, wusste ich nicht, wo ich mich befand, ja im ersten Augenblick nicht einmal, wer ich war. Ich hatte nur in primitivster Form das bloße Seinsgefühl, das ein Tier im Inneren verspüren mag. Ich war hilfloser ausgesetzt als ein Höhlenmensch. Dann aber kam mir die Erinnerung, noch nicht an den Ort, an dem ich mich befand, aber an einige andere Stätten, die ich bewohnt hatte, und an denen ich hätte sein können, gleichsam von oben her zu Hilfe, um mich aus dem Nichts zu ziehen, aus dem ich mir selbst nicht hätte heraushelfen können. In einer Sekunde durchlief ich Jahrhunderte der Zivilisation und aus vagen Bildern von Petroleumlampen und Hemden mit offenen Kragen setzte sich allmählich mein Ich in seinen originalen Zügen wieder von Neuem zusammen."[65]

Prousts Erzähler erinnert sich hier an seine Kindheit. Für das Kind mögen die Prozesse des Sich-Verbindens wahrnehmbarer sein. Aber wir alle kennen wohl ähnliche Situationen der nächtlichen Desorientierung, und wie es sich anfühlt, wenn uns — mit Proust gesprochen — in einem solchen Moment *keiner* „von oben her zu Hilfe" kommt, „um mich aus dem Nichts zu ziehen", ist für mich beängstigend nachvollziehbar. Ich stelle mir vor, dass die Desorientierung, in der ein demenziell erkrankter Mensch lebt, sich ähnlich anfühlt.

Wer kein Bewusstsein für die eigene Geschichte hat, ist ohne Identität und Dauer, mehr schlafend als wachend, denken wir gemeinhin. Aber auch der umgekehrte Fall ist denkbar: Wer sich anklammern muss an das Gewordene, sich und anderen

---

65 Marcel Proust, Auf der Suche nach der verlorenen Zeit, Band I: In Swanns Welt (1974), S. 61f.

immer wieder vor Augen halten muss, was aus ihm geworden ist, um sich selbst bestätigt zu wissen, kann nicht mehr abtauchen in die Unbewusstheit, wird schlaflos. Unsere Vorstellungskraft kann sich nur dann entfalten, wenn Erinnern und Vergessen zusammenwirken. Erinnern und Vergessen sind zwei Seiten eines Prozesses, der unsere lebendige Identität trägt.

In Bezug auf das Lernen wissen wir seit Langem, wie wichtig das Vergessen für das Erinnern ist. Die Waldorfpädagogik macht sich dieses Wissen längst zunutze, und auch anderen Ortes ist angekommen, welche Bedeutung Pausen, Muße und Schlaf im Zusammenhang mit dem Lernen zukommen. Lernen braucht Phasen, in denen wir uns ganz konzentriert einer Sache zuwenden, in ihr aufgehen, sowie Phasen der Konsolidierung, in denen wir abschalten, dösen oder schlafen. Gelerntes muss erst absinken, damit es wirklich als Wissen integriert werden kann: Erst wenn wir das einmal Verstandene vergessen haben, kann es uns als Wissen aufdämmern, ins Bewusstsein treten, Teil unserer Persönlichkeit werden. Nicht nur die Erinnerung, sondern auch das Vergessen kann eine durchaus positive Funktion haben.

Ohne Vergessen gibt es keine Konzentration, ohne das Eintauchen in den größeren Zusammenhang kann Bedeutung nicht entstehen. Die Kunst ist, die Dinge kommen und gehen zu lassen, sie ins Auge zu fassen und wieder in den Hintergrund treten zu lassen. Dann erst können sie relevant werden für den Prozess des Erkennens. Dieser Vorgang ist ganz wesentlich von unserem Empfindungsleben getragen. Gute Beziehungen, das ist hinlänglich bekannt, wenngleich immer noch zu wenig berücksichtigt, sind Grundlage für das Lernen. Unsere Kohäsionskräfte — der innere Zusammenhalt, der uns Kontinuität verleiht — gedeihen am besten in der Wärme zwischenmenschlicher Beziehung.

Erinnerung ist ein mentaler, jedoch kein lediglich kognitiver Vorgang. Erst wenn die Reflexion des Vergangenen in unser Empfindungsleben eingebettet ist, entsteht ein Zusammenhalt, der den Verlust kognitiver Fähigkeiten abfedern kann. Unsere inneren Kohäsionskräfte sind abhängig von unseren sozialen Erfahrungen — in biografischer wie in aktueller Perspektive. Das, was uns mental Kontinuität verleiht, was uns innerlich zusammenbindet — so legt es auch Snowdons Studie nahe —, wurzelt in Beziehungen, die wir als verlässlich, dauerhaft, tragend und zukunftsweisend erfahren können. Von hier aus entfaltet sich lebendige Identität. Wie heilsam es sein kann, Vergessen und Erinnern nicht als Gegenspieler, sondern als zwei Ausprägungen einer Bewegung zu verstehen, erzählt die folgende Geschichte einer demenziellen Erkrankung, die im Kern die Geschichte einer besonderen Art der Verbundenheit ist.

Die Haut der gemeinsamen Gewohnheit

Der britische Literaturwissenschaftler John Bayley hat ein sehr bewegendes Buch über sein Leben mit seiner Ehefrau, der Autorin Iris Murdoch, geschrieben. Iris Murdoch erkrankte am Ende ihres Lebens an Demenz. Es ist bemerkenswert, wie Bayley diese Erkrankung in die Geschichte aufnimmt. Sie ist kein Schreckgespenst, das einen massiven Bruch oder Verlust kennzeichnet, wenngleich Bayley nicht verhehlt, vor welche Probleme die Erkrankung seiner Frau ihn im Alltag stellt. Jedoch erlebt der Autor kein Vorher und Nachher, keine Zäsur, keinen dramatischen Wendepunkt. Iris bleibt für ihn Iris, und ihr gemeinsames Leben bleibt ihr gemeinsames Leben.

Interessant ist, wie Bayley zwischen Persönlichkeit, Identität und Wesenhaftigkeit differenziert. Er beschreibt seine Frau als unprätentiösen, selbstgenügsamen Menschen, den „am wenigsten narzisstischen Menschen, den ich kenne",[66] sie habe „keinerlei soziales Bewusstsein und nicht die geringste Neigung, etwas aus sich zu machen"[67] „Jetzt, wo sie ohnehin von all dem nichts mehr weiß, staune ich über die fast schon unheimliche Ähnlichkeit zwischen der jetzigen Amnesie und ihrer früheren gelassenen Gleichgültigkeit. Sie tat einfach im Stillen ruhig ihre Arbeit, wünschte nicht, darüber zu sprechen, hatte kein Bedürfnis, diese Arbeit zu vergleichen, zu diskutieren oder anderen Arbeiten gegenüberzustellen, las niemals Kritiken und wollte auch nichts von ihnen hören und brauchte auch nie die fortwährende Bestätigung von Freunden, des Lesepublikums oder der Medien, wie sie die meisten Schriftsteller einfordern, um auch weiterhin sicher zu sein, dass sie Schriftsteller sind."[68] Und er setzt hinzu: „Es wäre denkbar dass die Menschen, denen ihre Identität alles bedeutet, am meisten unter der Alzheimerschen Krankheit leiden."[69] Interessant ist, wie Bayley den Identitätsverlust in der Demenz ins Spiel bringt. Denn in dem von ihm beschriebenen Sinne keine Identität zu haben, bedeutet nicht, verloren zu gehen. Noch einmal Bayley über Iris Murdoch:„Sie hat mir einmal gesagt, dass ihr die Sache mit der Identität immer Kopfzerbrechen bereitet habe. Sie war der Meinung, dass sie selbst so etwas — was immer es war — wohl kaum besäße."[70] Für den Autor selbst scheint Iris nicht zu verschwinden. Sie kommt ihm nicht abhanden, sie bleibt in seiner Vorstellung erhalten, weil er von jeher auf eine Weise mit ihr verbunden ist, die kommen und gehen lassen kann.

---

66 John Bayley, Elegie für Iris (2000), S. 65.
67 Ebd., S. 168.
68 Ebd., S. 154.
69 Ebd., S. 66.
70 Ebd., S. 65.

Offenbar unterscheidet Bayley zwischen der Identität eines Menschen und dem Wesen eines Menschen. Das eine ist eine kognitive Operation, eine zusammengesetzte Geschichte, ein narzisstisch aufgeladener Entwurf, der verloren gehen kann, wenn die Vorstellungskraft abnimmt. Das Wesen hingegen ist etwas, das in der Tiefe unwandelbar da ist und unzweifelhaft immer existiert. In der Beziehung zwischen Murdoch und Bayley spielen Flüsse und das Baden in Flüssen eine große Rolle. Das ist mehr als eine Metapher für die Fähigkeit, sich vom Leben aufnehmen, tragen und auch davontragen zu lassen: Es ist das tiefe Vertrauen darauf, dass immer etwas tragen und halten wird, etwas, dessen Anfang und Ende nicht (zugleich) sichtbar sein können, das über uns hinausgeht, in das wir hineingestellt sind, das wir nicht selbst bestimmen können und das ewig währt. Es sind nicht die Vorstellungen von sich selbst und dem anderen, die eine Verbindung tragen, sondern es ist die emotionale Verbundenheit, die Haut der gemeinsamen Gewohnheiten, die eine Beziehung über den Verlust der mentalen Integrationskräfte hinaus trägt. Iris kann im Erleben des Autors als Person nicht verloren gehen: „Ihr Wesen ist, wie es immer war und wie es immer sein sollte. Ich weiß, dass sie einmal anders gewesen sein muss, aber ich kann mich an sie als einen anderen Menschen nicht wirklich erinnern."[71] Bemerkenswerterweise ist das, was hier mit Erinnerung gemeint ist, nichts Unwandelbares, sondern etwas, dass das Vergessen nicht ausschließen muss, mehr noch: es beinhalten darf. Ein Erinnern, das dem Vergessen beiwohnt, so, wie im Bild des Flusses das Immerwährende und das Entschwindende eins sind.

71 Bayley, Elegie für Iris (2000), S. 74.

Erinnerung ist eine plastische Kraft

Vergessen und Erinnerung, so ließe sich sagen, gehören zueinander; sie sind ein wellenförmiger rhythmischer Prozess, durch den der Mensch beides sein kann: Gewordener und Zukunftswesen — Unterworfener und Gestalter. Ihr Dialog hat das Potenzial, den urmenschlichen Konflikt zwischen Anpassung und Selbstgestaltung zu meistern. „In dem Maße, in dem der Mensch als Gewordener [...] schwindet, wächst er als Zukunftswesen", schreibt Hennig Köhler.[72] Das Ich des Menschen ist nicht nur der gewordene, sondern auch der immer werdende Mensch. „Es ist möglich, ohne Erinnerung zu leben", so konstatierte Nietzsche in seiner Schrift *Über den Nutzen und Nachteil der Historie für das Leben*, es sei jedoch umgekehrt „ganz und gar unmöglich, ohne Vergessen überhaupt zu leben."[73] Das Vergessen scheint wichtiger zu sein als das Erinnern, folgt man dem Philosophen. Gewöhnlich jedoch ist eine Balance zwischen Erinnerung und Vergessen essenziell für die Gedächtnisbildung, für die Herausbildung von Erfahrungen auf der Grundlage des Erlebten. Diese ausgewogene Kraft der Anverwandlung auf dem Grat zwischen Erinnern und Vergessen bezeichnet Nietzsche als „plastische Kraft":[74]

„Um [...] die Grenze zu bestimmen, an der das Vergangene vergessen werden muss, wenn es nicht zum Totengräber des Gegenwärtigen werden soll, müsste man genau wissen, wie groß die plastische Kraft eines Volkes, einer Kultur ist; ich meine jene Kraft, aus sich heraus eigenartig zu wachsen, Vergangenes und Fremdes umzubilden und einzuverleiben."[75]

---

72 Köhler, Das biographische Urphänomen (1998), S. 17.

73 Friedrich Nietzsche [1874], Vom Nutzen und Nachteil der Historie für das Leben (1988), S. 10.

74 Ebd., S. 10.

Die „plastische Kraft" wäre die Fähigkeit, dass man „zur rechten Zeit zu vergessen weiß, als man sich zur rechten Zeit erinnert" — ein dialogischer, rhythmischer Prozess. Denn, so Nietzsche, *„das Unhistorische und das Historische ist gleichermaßen für die Gesundheit eines einzelnen, eines Volkes und einer Kultur nötig."*[76] Vergessen und Erinnern sind wie eine Welle, die zwei Bewegungen enthält — und erst aufgrund dieser beiden Bewegungen tritt die Welle plastisch aus der Wasseroberfläche hervor. In ihr sind Gravitation und Bewegung, Anbranden und Zurückziehen, Weggehen und Wiederkehr eins.

Die plastische Kraft erwächst aus dem Vermögen, eine Balance zwischen Erinnerung und Vergessen herzustellen. Plastizität ist der schmale Grat, an dem Gewordenes und Werdendes koexistieren und das eine in das andere übergehen kann, ohne dass eines die Oberhand gewinnt. Die Balance entsteht zwischen dem Gewordenen, der gestaltbaren Substanz, und dem Werdenden, dem bewegenden Impuls, der wirksam eine Einheit zu bilden versteht. Wie sich die Dinge aus dem Meer der Vorstellungen beim Erwachen allmählich herausheben, wie die Vorstellungen allmählich anbranden und heranwogen, lässt Proust seinen forschenden Erzähler beschreiben:

„Vielleicht beziehen die Dinge um uns ihre Unbeweglichkeit nur aus unserer Gewissheit, dass sie es sind und keine anderen, aus der Starrheit des Denkens, mit der wir ihnen begegnen. Wenn ich jedenfalls in dieser Weise erwachte, und mein Geist geschäftig und erfolglos zu ermitteln versuchte, wo ich war, kreiste in der Finsternis alles um mich her: Die Dinge, die Länder, die Jahre. Noch zu steif um sich zu rühren, suchte

---

75 Ebd.

76 Ebd., S. 11, Herv. i. Org.

mein Körper je nach Art seiner Ermüdung sich die Lage seiner Glieder bewusst zu machen, um daraus die Richtung der Wand, die Stellung der Möbel abzuleiten und die Behausung, in der er sich befand zu rekonstruieren und zu benennen. Sein Gedächtnis, das Gedächtnis seiner Seiten, seiner Knie und Schultern bot ihm nacheinander eine Reihe von Zimmern, in denen er schon geschlafen hatte an, während rings um ihn die unsichtbaren Wände im Dunkel kreisten und ihren Platz je nach der Form des vorgestellten Raumes wechselten. Und bevor mein Denken, das an der Schwelle der Zeit nun formend zögerte, die Wohnung durch ein Vergleichen der Umstände nun eindeutig festgestellt hatte, erinnerte er, mein Körper, sich von einem jeden an die Art des Bettes, die Lage der Türen, die Fensteröffnungen, das Vorhandensein eines Flurs, gleichzeitig mit dem Gedanken, den ich beim Einschlummern gehabt hatte und beim Erwachen wiederfand."[77]

Was Proust hier beschreibt, kennen wir möglicherweise aus eigener Beobachtung: Beim Übergang vom Schlafen zum wachen Bewusstsein durchqueren wir eine Ebene des Daseins, in der keine Begriffe existieren: keine Zeit, kein Raum, kein Ort — und auch die Dinge tauchen nur allmählich wieder auf, wie Proust es schildert, zunächst aus der Erinnerung des Körpers, der sich auszukennen sucht. Minutiös schildert Prousts Ich-Erzähler, wie er erwachend zu sich kommt, und es sei Ihnen an dieser Stelle ans Herz gelegt, das in aller Ausführlichkeit zu lesen. Das Gedächtnis, das die Spur der Orientierung wieder aufnehmen kann, um an Bekanntes, Gewohntes anzuknüpfen — so zeigt sich —, ist leiblich. Es ist in Prousts Beschreibung der Leib, der Orientierung und Erinnerung stützt; es ist das Körpergedächtnis, das die bewusste Erinnerung wie

---

77 Proust, Auf der Suche nach der verlorenen Zeit, Band I: In Swanns Welt (1974), S. 62f.

das erwachende Ich trägt. Die Gewohnheit ist in Prousts Schilderungen des Erwachens eine leibliche Kraft, die irritiert werden kann, uns jedoch von sich aus im Laufe der Zeit in unsere Umgebung auf eine Weise einzubetten vermag, so dass wir uns heimisch fühlen. Die plastische Kraft, das Pendel, das unsere Welt zuverlässig ordnet und uns erlaubt, sie schlafend zu verlassen und erwachend wiederzufinden, ist die Gewohnheit: Sie wurzelt im Gedächtnis des Körpers.

„Ja, die Gewohnheit", so schreibt Proust. „Sie ist eine geschickte, wenn auch langsame Umzugskünstlerin, die zunächst einmal unseren Geist wochenlang in einem Provisorium schmachten lässt, aber man ist doch froh über ihr Vorhandensein. Denn ohne sie und aus eigener Kraft wäre man außerstande, ein Heim bewohnbar zu machen."[78]

Gewohnheit und Körpergedächtnis sind die Grundlage für ein Verhältnis zur Welt, das uns ermöglicht, uns zu beheimaten. Beheimatung gelingt, wenn Erinnern und Vergessen einander wechselseitig durchdringen dürfen. Das ist ein komplexer, störanfälliger Prozess.

Spielräume des Bewusstseins

Kehren wir zu der von Proust geschilderten Szene zurück: Der lebendige Prozess, der die Dinge kommen und gehen lassen kann, ohne ihnen eindeutige Zuschreibungen aufzuzwingen, steht hier der „Starrheit" und „Unbeweglichkeit" unseres Denkens gegenüber. In unserem Alltagsbewusstsein erscheinen uns die Dinge immer als die, die sie sind: Ein Tisch ist ein Tisch. Wir brauchen die Kategorien des Denkens, die eindeutigen

78 Ebd., S. 65.

Zuordnungen, um uns zurechtzufinden und überleben zu können. Dieses „Vergessen" ist ein notwendiger Vorgang, ohne den wir im Alltag orientierungslos wären. Begriffsbildung macht uns ein Stück weit unabhängig von der unmittelbaren Erfahrung.

Die Schemazeichnung eines Tisches ist vollkommen unabhängig von jeder szenischen Einbindung. Wir haben es mit einem aus allen Erlebniszusammenhängen herausgefilterten Tisch zu tun. Das Symbol kann auf alle Erfahrungen, die ich mit Tischen gemacht habe, implizit verweisen. Der Verweiszusammenhang ist denotativ; die unmittelbare Erfahrung ist in der Zeichnung nicht gespeichert und aus ihr nicht abrufbar. Sie steht möglicherweise in einem Zusammenhang mit der Zeichnung, gespeichert aber ist sie an einem anderen Ort. Der Schemazeichner kann das Schema für den Tisch aus seinem Erlebniszusammenhang heraus finden, aber es kann auch herausgelöst daraus existieren, das heißt: Die Erfahrung kann unter der Information verschwinden. Unter den Kategorien des Denkens kann der Erfahrungszusammenhang verloren gehen. Wir können gleichzeitig gut funktionieren, uns innerlich aber aufgelöst fühlen. Ein brillanter Intellekt kann den lebendigen Zusammenhang des Erlebens korrumpieren — das kennen wir alle. Das Vergessen wirkt in beide Richtungen, wir brauchen es in doppelter Ausdehnung. Unsere Beheimatung in der Welt gelingt umso besser, je mehr die Dinge und ihre Bezeichnungen im Erfahrungshorizont aufeinander bezogen bleiben.

Der Verlust, der uns am meisten trifft, ist der Verlust des inneren Spielraumes, der es uns erlaubt, zwischen den Ebenen zu pendeln, zwischen Erlebniszusammenhang und Verweiszusammenhang, zwischen Körpergedächtnis und Gedankensinn, zwischen Erinnerung und Sprache, Individualität und Zusammengehörigkeit eine Balance zu finden. Ich denke — und darauf werde ich noch wiederholt zu sprechen kommen —, dass die Demenz anzeigt, wie sehr dieser innere Zusammenhang geschwächt sein kann.

Wir brauchen Erfahrungsräume, in denen Vermittlung gelingen, in denen das Kommen und Gehen, das Binden und Lösen im Großen wie im Kleinen glücken kann. Besonders deutlich ist ihr Fehlen an biografischen Wendepunkten sowie am Beginn und am Ende des Lebens. Es ist vorstellbar — wie in Bezug auf Proust angeschnitten —, dass die Fähigkeit, erwachend den Raum, den Ort, die Zeit, die Dinge, die Welt und uns selbst immer wieder erinnern und auferstehen lassen zu können, zutiefst irritiert sein kann, sodass es nicht gelingen mag, aus dem Meer des Schlafes heraus ebendiese Begriffe zu bilden. Die mentale Fähigkeit, Einheiten zu bilden, Dinge in der Erinnerung plastisch hervortreten zu lassen und in einen Zusammenhang zu stellen, kann dauerhaft beschädigt sein und mit ihr das Vermögen, sich zu beheimaten — wie in der Demenz — verloren gehen.

Sehnsucht nach Beheimatung

„Mit der Krankheit", so heißt es in Arno Geigers Erzählung über die Demenzerkrankung seines Vaters, „nahm er die Unmöglichkeit, sich geborgen zu fühlen, an den Fußsohlen mit."[79] „Oft saß er allein im Wohnzimmer und seufzte. Mich erschreckte jedesmal, wie verwundbar er wirkte, wie verlassen. Er hatte sich verändert, sein bedrückter Gesichtsausdruck sprach nicht

79 Arno Geiger, Der alte König in seinem Exil (2011), S. 56.

mehr von der Verzweiflung darüber, vergesslich zu sein, sondern von der tiefen Heimatlosigkeit eines Menschen, dem die ganze Welt fremd geworden war."[80] Diese Heimatlosigkeit ist eine erschütternde Erfahrung, der wir im Zusammensein mit demenziell erkrankten Menschen immer wieder vollkommen hilflos gegenüberstehen. Menschen, die ihr Zuhause nicht erkennen, sich gegen ihre vertraute Umgebung wehren — zuweilen sehr aggressiv —, und sich dennoch nichts sehnlicher wünschen, als nach Hause zu kommen, sich heimisch, geborgen zu fühlen. Die Beschäftigung mit Fragen des Erinnerns und Vergessens berührt die Frage, wie wir überhaupt in der Welt heimisch werden können, wie unsere inneren Vorstellungen mit der äußeren Realität ineinander greifen können.

Für die heutige Generation demenziell erkrankter Menschen hat Erinnerung in einem nicht geringen Ausmaß die Färbung eines moralisches Gebotes, wenn nicht einer Doktrin. Es ist eine Generation, der nicht selten mittels physischer Gewalt in Erinnerung gerufen wurde, was zu vergessen verboten war, und der es nicht unbedingt in die Wiege gelegt wurde, die Welt zwanglos spielend zu erobern. Lernen wird in diesem Zusammenhang schnell funktional, führt zur Herausbildung pragmatischer Kompetenzen, die jedoch nicht mehr in einen lebendigen, körperlich erfahrbaren Zusammenhang eingebettet sein können. Sie fußen vielmehr, gerade wenn es um Erfahrungen von Angst und Gewalt geht, in einem Prozess der Dissoziation von Körper und Gedächtnis. Die Gewohnheitsbildung ist dann weniger leiblich als an die leibliche Erfahrung von Zwang und Verfügungsgewalt innerhalb einer autoritären Beziehung gebunden. Das hat Konsequenzen für das Erinnerungsvermögen — beziehungsweise für das Vermögen, sich

80 Ebd., S. 55.

den lebendigen Prozessen des Abtauchens und Wiederfindens, des Schlafens, Dämmerns und Auftauchens — sowie auch des Lernens — vertrauensvoll zu überlassen. Hier ist dann eine schwer wiegende Irritation angesiedelt. Der anthroposophische Arzt Jan Pieter van der Steen schreibt: „Aufgrund von anhaltendem Stress in der Jugend schrumpft der Hippocampus, und es werden beide Funktionen dieses Organs in Mitleidenschaft gezogen: die Einprägung und die stressreduzierende Funktion. Wir haben es dann mit verletzlichen Menschen zu tun, bei denen die Informationsverarbeitungskette von Wahrnehmen, Aufbewahren und Erinnern nicht mehr normal abläuft und außerdem die Stress- und Angstregulierung beeinträchtigt ist. Die Folge ist dann ein aus den Fugen geratenes emotionales System mit Symptomen wie Konzentrations- und Aufmerksamkeitsverlust, Wiederaufleben alter Gefühle sowie Albträumen."[81]

Wo rigide Erziehungsvorstellungen das Kind einer übergeordneten Perspektive unterwerfen, die ihm selbst nicht zugänglich sein kann, geht der innere Zusammenhang von Fühlen und Denken verloren. Die Welt kann dann nicht mehr aus der Wärme und Integrität des eigenen Leibes, der eigenen Empfindung heraus erfahren werden. Sie wird in einem Kontext von Angst und Schmerz errichtet. Schmerz, Angst und Gewalt führen im Erleben zu dissoziativen Zuständen, in denen die Empfindung der lebendigen Verbindung mit anderen Menschen verloren gehen kann und mit ihr die Vorstellung, dass der eigene schöpferische Zugang zur Welt erwünscht sein könnte. In einem solchen Klima ist Lernen an negative Selbsterfahrungen gekoppelt; die Selbsterfahrung baut dann auf der Dissoziation auf und erfolgt über die Identifikation mit aggressiv gesetzten

81 Van der Steen, Demenz und Altersverwirrtheit (2012), S. 82.

Normvorstellungen und Idealen. Lernen basiert in einem solchen Kontext nicht auf der Erfahrung positiver Beziehungen, sondern auf Zwang, Bedrohung und Gewalt, die die funktionale Aneignung von vorgegebenem Wissen begünstigen mögen, die Erfahrbarkeit der Welt und das Herausbilden einer eigenen Perspektive sowie eigenständigen Denkens jedoch beeinträchtigen, verbieten, unterdrücken oder gar massiv ausschließen. Unter einer vorbildlichen Schemazeichnung — oder Konstruktionszeichnung — kann der Tisch als erfahrbarer Ausschnitt der Welt völlig verlorengegangen sein. Wer immer wieder die Erfahrung gemacht hat, dass sein eigenes Erleben sekundär ist oder gänzlich ignoriert wird, kann ein hervorragender Konstruktionszeichner werden, ohne hinreichend eine von dem Empfindungsleben getragene Beziehung zur Welt unterhalten zu können. Jan-Pieter van der Steen vermutet in diesem Zusammenhang, dass „die Erziehung, die Entwicklung in den frühen Lebensjahren mitbestimmend ist für die Entstehung einer Demenz im höheren Alter."[82]

Unser eigener innerer Bezug zur Welt entfaltet sich in wärmenden zwischenmenschlichen Beziehungen. Zuversicht nährt die lebendigen Prozesse, die wir brauchen, um im Spiel von Schlaf und Wachen unsere Vorstellungskraft entfalten zu können. Vertrauensvolle Bindungen bilden den Rahmen und den Nährboden für die Anverwandlung der Welt, für ein günstiges Zusammenspiel von Gedankensinn und Körpergedächtnis. Die Demenz spiegelt den Mangel sozialer Bindekräfte und zwischenmenschlicher Wärmekammern.

---

82 Van der Steen, Demenz und Altersverwirrtheit (2012), S. 61.

Besonnenheit und Bewusstsein

Alle Ängste, so meint Henning Köhler, stammen aus der Angst als Gestalter des eigenen Lebens verlorenzugehen. Sie sind letztlich Angst vor dem Ichzerfall, dem Selbstverlust, vor dem Verlust der einheitsstiftenden Werdekraft.[83] Das ist die Bedrohung, die uns entgegenschlägt, wenn wir uns mit der Demenz beschäftigen. Es wäre jedoch eine Verkürzung zu meinen, der befürchtete Verlust beträfe allein die Werdekraft und man müsse gewissermaßen das verlorene Ich nur wiederfinden, um einen leidenden Menschen zu heilen. Die schöpferische Kraft allein trägt unser Ich nicht, wie der Rekurs auf Proust zeigen konnte, und wie das folgende Zitat von Rudolf Steiner noch einmal sehr eindrücklich betont.

„Wir haben ja die sprießenden, sprossenden Lebenskräfte in uns; die machen uns aber nicht besonnen, sondern die machen uns gerade ohnmächtig, bewusstlos. Die abbauenden, die Todeskräfte, die fortwährend in uns auch wirken, die nur immer von den Lebenskräften während des Schlafes überwunden werden, so dass wir eben nur am Ende des Lebens zusammenfassen all die Todeskräfte in dem einmaligen Tode, diese Todeskräfte müssen fortwährend in uns sein. Die bewirken die Besonnenheit, das Bewusstsein."[84]

Es sind beide Kräfte, die das Menschsein bedingen. Insofern ist der Verlust, den wir fürchten sollten, der Verlust der dialogischen Fähigkeit, der Schwingungsfähigkeit, der Verlust der

---

83 Köhler, Das biographische Urphänomen (1998), S. 25. *„Alle partiellen Ängste stammen aus der Grundangst, verlorenzugehen als der sich selbst Gestaltende* im Ansturm der Welt, unter der Macht der äußeren Gegebenheiten." Herv. i. Org.

84 Steiner [1923], Die Weltgeschichte in anthroposophischer Beleuchtung (1991), S. 35f.

Fähigkeit zur Selbstregulation — gerade im Hinblick auf das lebendige Erinnern und das besonnene Vergessen. Die Angst, dass der innere Ursprung, die Gestaltungskraft, verlorengehen könnte, wenn wir uns der Welt und ihrem Bestand ausliefern, ist real. Gleichzeitig aber müssen wir die Fähigkeit haben, unseren Ursprung „aufzugeben", uns unserer selbst zu entfremden, wenn wir uns auf die Welt einlassen wollen, wenn wir in ihr Bestand haben wollen. Erinnern und Vergessen schließen einander nicht aus, sondern bedingen gemeinsam unser Vermögen, lebendig zu wirken, wirklich und plastisch zu sein. „Der Mensch ist in seinem Innersten, in seinem Ursprung der Ich-werde. Im gewöhnlichen Bewusstsein erleben wir uns als Gewordene, denn das ist es, was uns, während wir älter werden, immer mehr und mehr erfüllt im Raum des selbstreflexiven Denkens: die Gewordenheit. Derjenige hingegen, der Sie wesentlich — an der Quelle — sind, der ganz von Zukunft Erfüllte, Werdende, kommt Ihnen abhanden. Das ist die eigentliche Selbstentfremdung, mit der wir uns als Erdenwesen, als ins Raum-Zeit-Kontinuum geworfene Wesen auseinanderzusetzen haben."[85]

Der Verlust, den wir tatsächlich erleiden können, betrifft die Fähigkeit zu pendeln, die Fähigkeit, mit der Welt im lebendigen Austausch zu sein. Die Demenz, eine Erkrankung, die den Ausgang des Lebens in unserer Zeit mehr und mehr prägt, berührt diese Fragen: Wie sind wir in das Leben hineingekommen, wie sind äußere und innere Welt miteinander verbunden? Wie finden wir uns in der Welt wieder? Wie können wir uns sozial verankern? Wie werden wir heimisch? Wie entsteht das Erleben von Individualität und Identität? Was ist Identität? Wie können wir mit uns selbst und den anderen sein? Wie

85 Köhler, Das biographische Urphänomen (1998), S. 20.

können wir die Welt durchwirken? Wie können wir kommen und gehen, uns verbinden und lösen, schlafen und wachen, sein und schaffen?

Im besten Fall tragen die Lebensprozesse, die uns auf die Welt gebracht haben, unsere innere Verknüpfung mit der Welt: den Atemraum, den wir täglich brauchen, um uns einzulassen und wieder Abstand zu gewinnen. Wir alle aber wissen, dass das nicht immer der Fall ist, dass der Raum, den wir zum Atmen brauchen, nicht immer gegeben ist, dass wir häufig nur unter Zwang agieren und unsere innere Verankerung in lebendigen Prozessen verloren gehen kann.

Demenz ist nicht heilbar. Die Wärmeprozesse aber, die wir brauchen, um in Schwingung zu kommen, um uns zu verbinden und zu lösen, gehen nicht verloren. Sie sind eine reaktivierbare soziale Ressource. Sie zu nähren ist eine Aufgabe der Gesellschaft als ganzer und des sozialen Umfeldes im Besonderen. Die schöpferische Erfahrung, die uns eine glückliche Stunde bescheren kann, bleibt auch in der Demenz zugänglich: die Erfahrung, einen Impuls in einem gehaltenen Rahmen aufnehmen zu können, ihm Substanz zu verleihen, dem Bestand eine Spur einzuschreiben und sich darüber emotional zu integrieren. Das Bild eines Leuchtturms zeigt weit mehr als ein Bauwerk zur Aussendung lebensrettender Signale. Der Leuchtturm verkörpert die Bewahrung der Aufrechte in Not und Verzweiflung. Er stiftet Hoffnung und erhält Würde. Er integriert die Abwesenden, die in Gefahr sind, und weist ihnen den Weg. An der Wand eines Aufenthaltsraumes einer Pflegegruppe für demenziell erkrankte Menschen haben die Bilder aus den Malstunden zuweilen die integrierende Wirkung und weit sichtbare Leuchtkraft eines Leuchtturms — für Bewohner, Angehörige, Pflegende und Besucher. Sie binden das Gegenwärtige und das

Abwesende, das Erinnern und das Vergessen, den Verlust und die Möglichkeiten zusammen. Sie stimmen friedlich und zuversichtlich, da sie von weit her etwas zu uns schicken, das wir alle auf hoher See brauchen: die Gewissheit, dass es Hilfe und Hoffnung gibt. Die glückliche Stunde ist eine Atempause, ein Ewigkeitsmoment, der alles Entfallene zu enthalten vermag; sie stiftet Dauer in der Vergänglichkeit.

VI

Dauer und Vergänglichkeit

„Schau dir den Ozean an! [...]
Hat man je so was gesehen! [...]
Der Leuchtturm liegt im Kanal.“ [86]

Erinnerung, so klang es im letzten Kapitel an, ist ein Teil des Vergessens. Dauer, so ließe sich hinzufügen, ist eine Form der Vergänglichkeit. Wenn Erinnerung uns innerlich zusammenbindet, uns Kontinuität verleiht, so kommt ihr diese Funktion gerade deshalb zu, weil sie kein reines Bewusstseinsphänomen ist, sondern weil sie zwischen Leib und Bewusstsein angesiedelt ist. Was im Bewusstsein an Erinnerungen aufscheint, ist vielleicht nur ein Bruchteil dessen, was unser Körper unwillkürlich erinnern kann — und umgekehrt wissen wir alle, dass wir nur begrenzt willkürlich und bewusst auf unsere Erinnerungen zugreifen können.

Erinnerungen können uns anfliegen, überfallen, sie können ganz plötzlich auftauchen und wieder verschwinden, ohne dass wir sie so recht zu fassen bekommen, vielleicht sogar ohne sie wirklich benennen zu können. Sie verbleiben zuweilen im Vagen, Ungefähren, wie Traumgespinste, die zwischen dem Schlaf und dem Wachen eine Weile Bestand haben, dann

86 Beckett, Endspiel (1976), S. 119.

aber wieder verschwinden. Das Unvermögen, das in der Demenz aufscheint — keinen Zugriff auf unsere Gedächtnisinhalte zu haben — dürfte uns also so fremd nicht sein.

Erinnerungen entziehen sich der Verfügbarkeit unseres Bewusstseins, häufig haben wir es zunächst weniger mit klaren Erinnerungsbildern oder deutlichen Vorstellungen zu tun, sondern mit diffusen Gefühlen, Empfindungen, die aus dem Inneren heraufsteigen und nicht einzuordnen sind. Demenziell erkrankte Menschen scheinen diesem inneren Bereich näher zu sein als wir es sind. Ihre Aufmerksamkeit hat den Fokus gewechselt: Nicht mehr der ordnende, indexikalisch operierende, pragmatisch orientierte Verstand hat Priorität, sondern das Empfindungsleben. Sie begeben sich „in jene Teile der Seele [...], die bereits früher entwickelt worden sind, zum Beispiel die Empfindungsseele",[87] so formuliert es Jan-Pieter van der Steen in Anknüpfung an Steiners Seelenlehre. „Die Empfindungsseele ist derjenige Teil der Seele, der zuallererst ausgebildet wird und das Kind — und später den Erwachsenen — in die Lage versetzt, eine bewusste Verbindung zwischen Innenwelt und Außenwelt herzustellen."[88]

Die Empfindungsseele ist jener lebendige Innenraum, in dem Fantasie, Realität und Erfahrung eine eigene Welt erschaffen, unsere Seele mit ihren Bildern, Vorstellungen, Gefühlen. Es ist ein schöpferischer Raum, ein geburtlicher Raum, unser Seelenraum, ein Heimatraum, aus dem heraus wir uns innig mit anderen verbinden und zugleich ganz für uns sein können. Es ist der innere Ort, an dem der Impuls, sich in die Welt, in Zeit und Raum hinein zu entfalten, überdauern kann und die Erfahrung diesem Impuls assimiliert

87 Van der Steen, Demenz und Altersverwirrtheit (2002), S. 9.
88 Ebd., S. 9.

werden kann. Die Empfindungsseele ist innerer Bezugspunkt auch in der Pubertät, in der der Bezug zur Kindheit wiederauflebt, die Fantasiekräfte schöpferisch in die Welt hineinführen, nun aber vom bewussten Willen gelenkt. Der Rückzug in die Empfindungsseele in der Demenz wäre also eine Hinwendung zu jenem Ort, von dem aus Verbindung möglich ist.

Wärme und Zeit

Wir alle wissen, wie es sich anfühlt, wenn der innere Zusammenhang verloren geht oder schwer zu halten ist, wir zerstreut sind, den Faden verlieren, nicht mehr so recht weiterwissen und uns einen mentalen Superkleber wünschen. Deshalb wäre die interessante Frage: Was ist Dauer? Wie überdauern wir? Was verleiht der menschlichen Existenz Dauer und Substanz? Wie kommt die Dauer in unser Erleben von Zeit und Raum hinein? Und warum ist es zuweilen zu schwierig, so etwas wie Dauer überhaupt erleben zu können?

Bei Proust klang es an: Es ist das Körpergedächtnis, das uns heimisch macht, indem es die Grundlage bildet für jegliche Begriffsbildung. Es ist der Schlaf, der die Sinne schärft und die Basis für sinnvolle Wahrnehmung bildet. Unausgeschlafen sind unsere Kohäsionskräfte — um mit Kandel zu sprechen — gering, unsere Identität schwach, und es fällt uns schwerer, sinnvoll zu handeln. Was Zeit und Raum strukturiert und Identität bildet, ist Wärme. Wärme findet der Körper im Schlaf, die Seele findet Wärme in zwischenmenschlichen Beziehungen, Geist im Zusammenklang. Eines baut auf das andere auf: Ausgeruht mit einem Freund ein spannendes Konzert zu besuchen, ist erfüllend. Sind wir müde oder hat die Beziehung gerade einen Knacks, ist es sehr viel schwieriger, den Konzertbesuch als einen gelungenen Abend zu erleben. Sinnvolle Einheiten entstehen im Erleben aus der Wärme heraus — auf körperlicher, seelischer und geistiger Ebene. „Die Wärme bringt die Zeit in Erscheinung" — so formuliert es Ernst Marti in Bezug auf die vier Elemente und die mit ihnen in Verbindung stehenden Bildekräfte.[89] Anders als die anderen Elemente hat Feuer — und Wärme — keinen Bezug zum Raum, wohl aber den Bezug zur Zeit, zu ihrer Dauer und ihrer Vergänglichkeit. Ohne Wärmeprozesse kann nichts entstehen, wachsen, gedeihen, sich entfalten, zusammenhalten. Ohne Wärmeprozesse kann andererseits nichts zu einem Ende kommen, einen Abschluss finden. Wärme strukturiert Substanz, sie bringt zur Erscheinung, lässt vergehen, sie ändert den Aggregatzustand, ermöglicht Bindungs- und Lösungsprozesse — auf der physischen Ebene ebenso wie auf einer seelischen oder geistigen Ebene. Wärme bringt in den Fluss und bildet Einheiten.

Zeitvergessenheit: Die glückliche Stunde

So zum Beispiel, wenn Sie ein Buch schreiben: Dann haben Sie einen Berg von Ideen, Erfahrungen und Wissen, der zu Papier gebracht werden möchte. Sie können Kapitel konzipieren, sich zusätzliches Wissen aneignen, gliedern und anreichern —

---

89 Ernst Marti, Die vier Äther, Stuttgart (2005), S. 47: „In welcher Form existiert dann Wärme – Feuer? Als Zeit! [...] Die Wärme bringt die Zeit zur Erscheinung. [...] Das Charakteristische des Feuerelements ist sein Verschwinden aus der Wahrnehmungswelt; alle anderen Elemente dauern, Wärme vergeht. Wärmeäther führt in die Erscheinungswelt herein, macht entstehen, bringt heran, er reift. Dass eine Pflanze in einem bestimmten Zeitpunkt zum Blühen kommt, dass ein Kind mit sieben Jahren die Zähne wechselt, mit vierzehn in die Pubertät kommt – das ist Wärmeäther-Wirksamkeit. Wärmeäther ist entstehende Zeit, Feuer vergehende; sie sind wie Zukunft und Vergangenheit, gegenwärtig sich durchdringend. Wärme zeitigt, zeitet."

wenn Sie Ihren eigenen inneren Faden nicht finden, Ihr inneres Anliegen, werden Sie das Buch schlecht schreiben können. Das innere Anliegen ist sicher der Impuls, aus dem heraus Sie überhaupt auf die Idee kamen, das Buch schreiben zu wollen. Das innere Anliegen ist der Energieträger und der Orientierungspunkt, von dem aus und auf den hin das gesamte vorhandene Material strukturiert wird. Es ist der kleine Ofen, der die Sache am Laufen hält, denn es impliziert Beziehung: Die Vorstellung, mit unserem Anliegen etwas in die Welt zu bringen, das andere interessiert, angeht, das aufgenommen wird. Einen wohlwollenden Leser im Sinn zu haben, gehört zu den strukturierenden Wärmeprozessen dazu. Wärme ist das verbindende Element.

Angesichts der vielen spannenden Einzelheiten, über die es sich beim Schreiben eines Buches nachdenken lässt, kann das innere Anliegen vorübergehend verloren gehen. Man verzettelt sich, verliert die Sache aus dem Blick, weiß nicht mehr recht weiter. Vielleicht hat sich zu viel unübersichtliches Material angehäuft, vielleicht ist man gerade übermüdet, unterzuckert oder anlehnungsbedürftig.

Den inneren Faden, aus dem heraus das Ganze sich erschließt, können wir am besten finden und aufnehmen, wenn wir ausgeruht sind, erholt und ausgeschlafen, wenn wir gegessen haben und uns gerade nicht um die Steuererklärung und die nächste Mietzahlung kümmern müssen — und vielleicht noch Unterstützung von außen erhalten, durch finanziellen oder mentalen Beistand, Gespräche oder eine gute Freundin, die für Abwechslung sorgt. Diese Einbettung in gute Beziehungen ermöglicht die Hingabe an das Detail, das Eintauchen in Arbeitsprozesse, die all unsere Kraft und Konzentration erfordern. Wir brauchen die emotionale Verankerung, die innere Bindung, um die Reise ins Ungewisse zu wagen. Das verleiht uns den Spielraum, der nötig ist, um die Dinge reifen zu lassen. Wir brauchen: Besonnenheit — ein altes Wort, das von der Wärme wusste. Besonnenheit ermöglicht uns, die Dinge auch einmal liegen zu lassen, ein wenig Abstand zu gewinnen, die Sache neu angehen zu können. Besonnenheit finden wir, wenn wir einen Rückzugsraum haben, einen inneren Ort, an dem wir uns erholen können, an dem wir die Lebendigkeit unserer eigenen Möglichkeiten wiederfinden können. Auch wenn gerade niemand da ist, so ist diese Qualität der Selbstbeziehung doch wesentlich abhängig von Beziehungserfahrungen. Strukturen finden, Einheiten bilden, die Dinge gliedern, benennen, in einen sinnvollen Zusammenhang bringen, in Raum und Zeit beheimaten, das können wir angesichts der wärmenden Erfahrung, in dauerhafte, gute Beziehungen eingebettet zu sein.

Haben wir all dies, dann entsteht Arbeit aus dem Spiel der inneren Möglichkeiten. Wir alle kennen das. Es ist so einfach und so schwierig, diesen Bereich, in dem wir auch der Arbeit herzlich verbunden sein können, aus dem heraus wir schöpferisch tätigt werden können, zu finden und aufrecht zu erhalten. Denn viele der Strukturen, in denen wir leben, kommen von außen und sind ursprünglich nicht unbedingt in liebevolle Erfahrungen eingebettet, sondern vielleicht im Gegenteil mit Erfahrungen von überfordernden Zwängen, Druck, Einengung oder gar struktureller Gewalt verbunden. Wärme strukturiert gerade deshalb die Zeit, weil sie in liebevoller Zeitentbundenheit wurzelt. Sie schafft Zeit, wenn oder weil sie von Dauer ist — so, wie Kirchenglocken einerseits die Stunde schlagen und andererseits weit über die zählbaren Zeiteinheiten hinaus auf die Vorstellung von etwas Ewigem verweisen.

Um bei unserem Beispiel zu bleiben: Die besten Ideen kommen manchen Menschen tatsächlich im Schlaf, beziehungsweise beim Einschlafen oder Aufwachen, sie steigen auf aus dem Meer der Vorstellungen, bevor diese in unsere gewohnte Alltagswahrnehmung einrasten. Deshalb ist es ratsam, einen Zettel auf dem Nachttisch zu haben, auf den sich gegebenenfalls ein paar Notizen kritzeln lassen. Dann wird man zuweilen am Morgen von einem beglückenden Schaffensdrang geweckt und eilt an den Schreibtisch, um sich beschwingt in die Arbeit zu vertiefen. Diese Arbeit, die wir dann leisten, entwickelt etwas in Zeit und Raum, aber unser Empfinden dabei ist — um mit Nietzsche zu sprechen — ganz und gar unhistorisch. „Bei dem kleinsten aber und bei dem größten Glücke ist es immer eins, wodurch Glück zum Glück wird: das Vergessenkönnen oder, gelehrter ausgedrückt, das Vermögen, während seiner Dauer unhistorisch zu empfinden."[90] Zielorientiertes Handeln in Zeit und Raum mag uns Kontinuität und Identität verleihen, Dauer finden wir in der zeitlosen Verbundenheit, die verinnerlicht in uns lebt.

Schreiben wird nicht für jeden Menschen ein beglückendes Erlebnis sein. Es mag das Reparieren eines Autos sein, das Wandern oder der Besuch einer Ausstellung. Warum den einen Menschen dies glücklich macht, den anderen jenes, hängt ab von den Erfahrungen, mit denen ein jeder verbunden ist, nicht zuletzt also von den Erinnerungen, den glücklichen Erinnerungen, die unser Tun intensiv begleiten, ohne uns bewusst sein zu müssen.

Die glückliche Stunde wird uns geschenkt, wenn wir uns selbstvergessen einer Sache widmen und die Dinge des Alltags — und mit ihnen die gliedernde Zeit — in den Hintergrund treten dürfen. Sie entsteht in der Atempause zwischen dem Erinnern und dem Vergessen, in dem träumerischen

90 Nietzsche [1874], Vom Nutzen und Nachteil der Historie für das Leben (1988), S. 9.

Zwischenreich zwischen Schlafen und Wachen, in dem wir kreativ sein und schöpferisch handeln können, weil unsere inneren Ressourcen uns weitgehend uneingeschränkt zur Verfügung stehen und unser Bewusstsein klar ist.

Horizonte finden

Aber das kommt, so jedenfalls meine Beobachtung, nicht von ungefähr. Diese glückliche Stunde ereilt mich nur dann, wenn ich am Abend zuvor die Dinge des Tages zum Abschluss gebracht habe. Es ist nicht so, dass ich gerne aufräume, aber es ist tatsächlich so, dass uns das Aufräumen innerlich sortiert und Freiraum schafft. Das ist kein Plädoyer für Pedanterie, Gewissenhaftigkeit und Perfektion, sondern die Erforschung der Bedingungen, die wir brauchen, um auf spielerische Weise voranzukommen. Persönlich verbinde ich mit dem Aufräumen das Gefühl, dass die Dinge alle da sind, wo sie hingehören: Das Fahrrad im Fahrradkeller, die Wäsche im Schrank, die Kaffeekanne auf der Anrichte in der Küche — will sagen: Aufräumen ist Eigennutz im besten Sinne, ist Selbstfürsorge. Ich kann mich innerlich zurücklehnen, gut schlafen und mich morgens freuen, weil alles, was ich für einen guten Start in den Tag brauche, griffbereit vorhanden ist. Erst ein Halt gebender Rahmen ermöglicht, sich chaotischen, entwicklungsfördernden Gärungsprozessen überlassen zu können. Wie weit oder eng dieser Rahmen gesteckt ist, um Halt geben zu können, wird individuell sehr verschieden sein.

Abschlüsse zu finden zeugt von einem Bewusstsein für die eigenen Grenzen und den eigenen Horizont. Es bedeutet, die eigenen Belange im Blick zu haben und sich selbst einen Rahmen zu geben. Es erzeugt ein Intervallbewusstsein. Es strukturiert

Zeit und Raum und schafft somit Spielraum. Es ermöglicht, sich innerlich neu mit den Dingen zu verbinden, die uns gewohnheitsmäßig umgeben und die wir täglich verwenden. Aufräumen — als Ausdruck des Bedürfnisses, einen Abschluss zu finden — hat etwas mit der Akzeptanz der eigenen Grenzen zu tun und mit dem damit (potenziell) verbundenen Sinn für die Möglichkeiten innerhalb der eigenen Grenzen. Es ist Selbstbestimmung, diese Grenzen zu kennen. Ohne die Erkenntnis des eigenen Horizonts und des damit verbundenen Spielraums haben wir keine plastische Kraft, die Dinge zu gestalten, zu ergreifen und unseren Willen mit ihnen zu verbinden. Gestalten können wir nur eine begrenzbare Substanz, das Unbegrenzte lässt sich nicht gestalten.

Den Raum für die innere Sammlung, die wir erwachend brauchen, um uns in der Welt zurechtzufinden, können wir häufig schwer aufrechterhalten. Das ist ein Krisenphänomen unserer Zeit, auf das bereits Proust mit seinem Roman über die „Suche nach der verlorenen Zeit" aufmerksam machte. Die Beschleunigung, die Nervosität, die Zerstreutheit, die Reizbarkeit — die Symptome der vorletzten Jahrhundertwende, hervorgerufen an der Schwelle der Moderne, haben sich offensichtlich noch gesteigert.

Der Philosoph Byung-Chul Han, der sich ausführlich mit Proust beschäftigt hat, entwirft das folgende Szenario: Das Problem ist in seinen Augen nicht Beschleunigung, verlorengegangen sei vielmehr das Gravitationszentrum der Zeit: die Kategorie der Erfahrung, die eine narrative Kategorie ist und Dauer stiftet. „Wo man ständig neu anfangen, sich für eine neue Option oder Version entscheiden muss, mag der Eindruck entstehen, das Leben beschleunige sich. In Wirklichkeit aber hat man es mit einer fehlenden Erfahrung der Dauer zu tun."[91] Ohne die Erfahrung der Dauer, so beschreibt es der Philosoph, beginnen die Dinge „befreit aus ihren Sinnbezügen, richtungslos zu schweben oder zu schwirren."[92] Was dem Erleben Gravitation verleiht, so ließe sich im Rekurs auf Henning Köhler anfügen, ist der innere Zusammenhang zwischen dem Ich als Gewordenem und als Werdendem, die Erfahrung, einerseits in die Welt hinein zu wachsen und zu wirken, sich in ihr Substanz anzueignen und eine unverwechselbare Gestalt zu gewinnen, andererseits die Erfahrung, vor allem Werden immer schon zu sein, ein ewig Werdender zu bleiben.

Die von Byung-Chul Han konstatierte Verrückung, das Schweben und Schwirren, versteht er als ein krisenhaftes Phänomen der Gegenwart. Hast erscheint hier weniger das Resultat einer Beschleunigung denn eines Verlustes von Punkt und Umkreis. Innerhalb eines gesetzten Horizontes kann ich mich als sinnstiftendes Zentrum begreifen, einen Bezug zu meiner Umwelt herstellen und in dem Spielraum zwischen Aktivität und Passivität, Anliegen und Rückbesinnung eigene Erfahrungen bilden, darunter auch die Erfahrung der Dauer. Ohne Horizont, ohne den Nährboden der eigenen Erfahrungen, ohne sinnstiftendes Zentrum bin ich in eine richtungslose, unendliche Weite gestellt, in der es keine Beziehungen und Bezüge gibt, in der ich bedeutungslos bleibe. Henning Köhler formuliert das Phänomen folgendermaßen: „Das Abgetrenntsein von der Urmotivation, mich auf meine liebefähige und der Liebe würdige Zukunftsgestalt hin zu entwerfen, entspräche dem Zustand der Selbstauslieferung an die gewordene Welt, an den *Bestand* [...], und alles, was uns zu dieser Selbstauslieferung nötigt oder zu nötigen scheint, ruft Angst hervor.

---

91 Byung-Chul Han, Duft der Zeit (2009), S. 39.
92 Ebd., S. 28.

Ich — der Werdende, Gestaltende, Suchende — wäre verloren, allenfalls noch eine langsam verblassende Erinnerung."[93]

Anfangen und enden

Lebendige Identität wurzelt zwischen den Polen von aktuellem Erleben und gebildeter, dauerhafter Erfahrung. Sie ist in einem Spielraum beheimatet. Identität entfaltet sich in Zeit und Raum und braucht einen Rückhalt in etwas, das Dauer stiftet. Sie ist ein Schwingungsphänomen — auf der einen Seite sind wir in Resonanz mit der Welt, auf der anderen Seite mit uns selbst. Der Resonanzraum, der Zwischenraum, in dem das Erlebte sich zu Erfahrung bildet, zu einem eigenen, identitätsstiftenden Erfahrungsschatz, erwächst aus nährenden, wärmenden zwischenmenschlichen Beziehungen. Angesichts eines mitfühlenden, miterlebenden, mitdenkenden Gegenübers kann das Erlebte zur eigenen Erfahrung, zu einer gebildeten Geschichte werden. Erfahrung ist eine narrative Kategorie; sie ist an Mitteilbarkeit gebunden, sie ist Kommunikation. Erst wenn wir auf die Unmittelbarkeit des Erlebten verzichten, können wir die Erfahrung ernten. Erfahrung bildet sich, wenn das Erlebte sich von uns entfernt und zu uns zurückkommt. Dieser zwischenmenschliche Raum, in dem Identität sich auf der Grundlage der eigenen Erfahrungen zuallererst herausbilden könnte, scheint mehr und mehr verloren zu gehen. Noch einmal Byung-Chul Han:

„Die allgemeine Entzeitlichung führt dazu, dass temporale Abschnitte und Abschlüsse, Schwellen und Übergänge, die sinnbildend sind, verschwinden. Aufgrund der fehlenden

---

93 Köhler, Das biographische Urphänomen (1998), S. 26. Herv. i. Org.

starken Artikulation der Zeit entsteht auch das Gefühl, dass die Zeit schneller vergeht als früher. Dieses Gefühl wird dadurch verstärkt, dass die Ereignisse schneller einander ablösen, ohne sich tief einzuprägen, ohne *Erfahrung* zu werden. Aufgrund der fehlenden Gravitation werden die Dinge nur noch flüchtig gestreift. Nichts fällt ins Gewicht. Nichts ist *einschneidend.* Nichts ist endgültig. Es entstehen keine Einschnitte. Wenn es nicht mehr möglich ist, zu entscheiden, was von Bedeutung ist, so verliert alles an Bedeutung. Aufgrund der Überzahl der gleichwertigen Anschlussmöglichkeiten, d.h. der möglichen Richtungen, werden Dinge selten zum Abschluss gebracht. Das Abschließen setzt eine gegliederte, organische Zeit voraus. Innerhalb eines offenen, endlosen Prozesses kommt dagegen nichts zum Abschluss. Unfertigkeit wird Dauerzustand."[94]

Ohne enden zu können, ohne Einheiten bilden zu können, kann keine Dauer entstehen. Die Vergänglichkeit ist aus der Zeit ausgezogen und mit der Fähigkeit, zu enden, Dinge zum Abschluss zu bringen, vergehen und vergangen sein zu lassen, gehen die Struktur und Gliederung der Zeit, geht die Stabilität von sinnstiftenden Einheiten verloren.

Wie die Figuren in Becketts „Endspiel" sind wir dann gefangen und miteinander verfangen in einer wie sinnlos kreiselnden, torkelnden Bewegung und können nicht enden. In der Demenz scheint uns dieser Prozess wie in kristalliner Form entgegenzutreten. Die Persönlichkeit ist in ihr nicht verloren, sondern sie ist in Erlebnis-Hülsen vorhanden, die ihre Verankerung in der Wärme zwischenmenschlicher Beziehung verloren oder unzureichend gefunden haben: Diese Wärme zu stiften ist eine zwischenmenschliche Aufgabe. Die Demenz ist zumindest zu einem Teil auch eine Erkrankung im

---

94 Byung-Chul Han, Duft der Zeit (2009), S. 31.

Spannungsfeld von Individuation und Zusammengehörigkeit. Der Anfang der Heilung liegt im Umkreis.

Zeit und Zeitgeschichte

Unsere zeitgenössischen Identitätskonzepte sind im Allgemeinen stark auf einen Punkt verengt: Man definiert sich über seinen Beruf, seinen Status, seine Hobbys. Identität als lebendiger Entwicklungsprozess ist ein gesellschaftliches Ideal, für dessen Umsetzung die Gesellschaft gleichwohl wenig gute Voraussetzungen bietet. Am sinnfälligsten wird das am Anfang und am Ende des Lebens, vor dem Schulalter und nach Beendigung der „Berufsbiografie", wenn es nicht äußere Strukturen und Zwänge sind, die uns Halt geben, sondern wenn es erforderlich ist, die Zeit selbst sinnvoll zu strukturieren. Es ist gewiss kein Zufall, dass — wie Studien[95] belegen — gerade Mütter (oder Väter), die sich ausschließlich um ihre kleinen Kinder kümmern, ein besonders hohes Gesundheitsrisiko haben, und zwar ein umso höheres, je weniger sie arbeiten.

Wie sind wir geeicht und organisiert, dass wir die basalen menschlichen Entwicklungsprozesse nicht unterstützen und begleiten können, ohne krank zu werden? Wie lebensfähig sind wir? Wie viel äußeren Zwang und wie viel übergeordnete Autorität brauchen wir, um lebensfähig zu sein? Wie viel Freiheit vertragen wir?

Die Lebensprozesse haben ihren eigenen Rhythmus, ihre eigene Zeit und Dynamik. Menschen, die Neugeborene oder alte Menschen begleiten, befinden sich mithin in einer Art Raum- und Zeitkapsel, die mit den Zielorientierungsbewegungen der

95 Lieber arbeiten als Kinder hüten; Patrick Bernau, FAZ.NET, 25.08.2014; http://blogs.faz.net/fazit/2014/08/25/lieber-arbeiten-als-kinder-hueten-4440/

Gesellschaft überhaupt nicht synchron gehen kann. Die Einsamkeitserfahrungen und Depressionsraten in diesen gesellschaftlichen Gruppen sind entsprechend hoch. Die Zahlen, die das Müttergenesungswerk oder Initiativen wie „Schatten und Licht" jährlich veröffentlichen, sind immens.[96] Der Zusammenhang zwischen Depression und Demenz ist belegt. Und beide Erkrankungen, Depression wie Demenz, werden gesamtgesellschaftlich nach wie vor massiv stigmatisiert. Fast ließe sich fragen, ob das Erkrankungsrisiko nicht mit der Stigmatisierung eng verbunden ist.

Solange Identität als etwas Feststehendes oder gar Totales verstanden wird und nicht als lebendiger und dauerhafter Prozess von Entwicklung und Vergänglichkeit, wird sich an den Zeitkapselerfahrungen derjenigen, die eng mit Menschen zusammen leben, die gerade auf die Welt gekommen sind oder sie bald verlassen, nichts ändern. Mit den Übergangsräumen gehen die Schwingungs- und Resonanzerfahrungen verloren, die wir zwischenmenschlich brauchen, um unsere eigenen Erfahrungen machen zu können und uns weiter zu entwickeln. Eine Vakuumisierung der Zeit, von der bereits im Kapitel II über „Diskurse und Erzählungen" die Rede war, sowie die mit ihr verbundene Entzeitlichung von Erfahrung, ihre Verengung auf einzelne Fixpunkte, korrumpiert lebendige Identität. Möglicherweise ist diese Krise der Zeit immer auch eine zeithistorische Krise, das Erbe lebendiger Vergangenheit, der wir mittels zielgerichteter Zukunftsorientierung zu entkommen suchen.

---

96 Allein rund um die Geburt erkranken in Deutschland jedes Jahr – so schätzt der Verein *Schatten und Licht* – etwa 100.000 Frauen an einer behandlungsbedürftigen psychischen Erkrankung. Laut Müttergenesungswerk sind die Anträge für Kuren aufgrund von Erschöpfung, Burn-Out und Depression in den vergangenen zehn Jahren um 30 Prozent gestiegen. http://www.muettergenesungswerk.de/uploads/637/Jahresbericht%202014%20M%C3%BCttergenesungswerk.pdf sowie http://www.schatten-und-licht.de/

VII

Trauma und Zeitverlust

„Dann sprechen, schnell, Wörter,
wie das einsame Kind, das sich in mehrere spaltet,
in zwei, drei, um beieinander zu sein,
und miteinander zu flüstern, in der Nacht.“ [97]

Das Kristalline, die Hülsenstruktur, die uns in der Demenz entgegentritt, hat etwas von der Struktur eines Traumas: Das Selbst ist herausgezogen, abwesend oder nicht erreichbar, einzelne Erinnerungen scheinen sich zu verselbstständigen, wiederholen sich, und die Zeit wirkt fragmentiert.

Die naheliegende Frage nach dem Zusammenhang von Demenz und Trauma ist häufig gestellt worden. Die Journalistin Sabine Bode, der wir mehrere engagierte Publikationen zu der Generation der Kriegskinder und Kriegsenkel sowie der transgenerationellen Weitergabe von Kriegstraumata zu verdanken haben, gibt in ihrem jüngsten Buch über Demenz[98] einen Hinweis zu diesem Thema: Amerikanische Studien haben gezeigt, dass Kriegsveteranen aus dem Vietnamkrieg ein erhöhtes Risiko haben, an einer Demenz zu erkranken — und das relativ

97 Beckett, Endspiel (1976), S. 142.
98 Sabine Bode, Frieden schließen mit Demenz (2014).

früh. „Im Unterschied zu seelisch gesunden Menschen ist bei den durch Traumata belasteten Veteranen das Risiko einer Demenz mehr als doppelt so hoch“, so Sabine Bode.[99]

Es muss jedoch nicht das exzeptionelle, überwältigende Ereignis sein, das eine Ohnmachtserfahrung markiert, die das Selbsterleben ausstanzt und die Zeit entgleisen lässt. Fast unnennbar — und je früher in der Biografie dieser Prozess angesiedelt ist, umso weniger benennbar ist er — kann ein anderer Prozess des Selbstverlustes angelegt worden sein, der das Selbsterleben dissoziiert und aus der Gegenwart herauszieht. Erziehung selbst kann die Konstitution eines gesunden Selbsterlebens von vornherein grundlegend manipulieren oder gar völlig verhindern. Das ist — wie noch zu zeigen sein wird — in repressiven Beziehungen der Fall, und war der Fall in der nationalsozialistischen Pädagogik. Erfahrungen von Selbstachtung, Selbstvertrauen und Selbstwirksamkeit — das Fundament eines gesunden Selbsterlebens — können in repressiven Beziehungen nicht verankert werden.

In diesem Zusammenhang ist die Arbeit des Neurobiologen Joachim Bauer interessant. Seine Forschungen deuten darauf hin, „dass später an Alzheimer erkrankte Personen bereits in ihrer seelischen (Selbst)entwicklung traumatisiert wurden. Das Selbst konnte sich nur schwach entwickeln, es entwickelte sich eine Tendenz zur Überanpassung [...]. Es konnte kein markantes Gefühl der eigenen Identität entstehen.“[100] Dieser Befund würde nahelegen, dass Demenz uns nicht wie ein Blitz aus heiterem Himmel trifft, sondern ihre Ursachen in den Bedingungen der frühen Biografie und Entwicklung liegen.

99 Ebd., S. 171.
100 Bauer, Wirklichkeitskonstruktion und Beziehungsgestaltung (2002), S. 175.

Die im Kapitel II referierten Untersuchungsergebnisse von David Snowdon deuten in dieselbe Richtung. Ganz deutlich stellt die Demenz uns die Frage nach den Formen unseres Zusammenlebens, unseres Aufwachsens, nach Erziehung, Beziehungsgestaltung, nach den Strukturen von Gesellschaft. Die Demenzkranken von heute sind um 1930 geboren oder waren damals Kinder. Viele von ihnen waren in ihrer Kindheit und Jugend durch Krieg, Flucht und Vertreibung hohem Stress ausgesetzt, viele haben Verluste erlitten oder die Erfahrung gemacht, dass Bezugspersonen nicht zuverlässig anwesend sein konnten. Viel zu selten jedoch, so weiß es der auf die Psychologie des Alters spezialisierte Psychotherapeut Hartmut Radebold zu berichten, werden bei alten Menschen Diagnosen im Hinblick auf die Zeitgeschichte gestellt. Er konstatiert: „Bei der auffallend hohen Rate depressiver Symptomatik [...] in der Altersgruppe von 60 bis 85 Jahren wurde bisher die Frage eines Zusammenhangs mit zeitgeschichtlichen beschädigenden bis traumatisierenden Erfahrungen kaum diskutiert, geschweige denn systematisch untersucht."[101] Radebold führt als Psychoanalytiker die depressive Symptomatik zurück auf frühe Verlusterfahrungen, wobei es sich um reale Verluste von Bezugspersonen oder um Verluste von Bindungssicherheit in bestehenden Beziehungen handeln kann bzw. um unterschiedliche Mischungsverhältnisse von beidem.[102] Was früh Verunsicherung erzeugt hat, ist und bleibt sprachlos. Wo aber wandert das Leid hin, wenn es keine Geschichte haben darf?

---

101 Hartmut Radebold , Die dunklen Schatten unserer Vergangenheit (2009), S. 75.

102 Ebd., S. 76.

103 Nicht nur Bomben, auch Nazi-Erziehung traumatisierte Kinder; Doris Stickler, Evangelisches Frankfurt 26.07.2014; http://evangelischesfrankfurt.de/2014/07/nicht-nur-bomben-auch-nazi-erziehung-traumatisierte-kinder/

Einen etwas anderen Blickwinkel nimmt die Diplompädagogin Katrin Einert[103] ein. Sie hat im Rahmen des Frankfurter Fachhochschulprojekts „Trauma im Alter“ Gespräche mit alten Menschen geführt. Trennungen, Bombennächte, Flucht, Vertreibung — Einert zufolge ist faktisch nur eine kleine Gruppe von alten Menschen tatsächlich durch Erlebnisse wie diese traumatisiert worden. Sehr viel häufiger, so ihr Fazit, sind schreckliche Kriegserinnerungen Deck-Erinnerungen, die schmerzhafte Beziehungserfahrungen innerhalb der Familie bemänteln. Unzuverlässigkeit, mangelnde Zuwendung, Demütigungen, drakonische Strafen — das Register der Erziehungsstrategien, welche die nationalsozialistische Propaganda der „deutschen Mutter“ im „Kampf“[104] gegen das Kind empfahl, erzeugten in den Familien eine Atmosphäre, in der sich ein gesundes Innenleben nicht herausbilden konnte, in der die Fähigkeit zu innigem Kontakt, Empathie, Selbstwahrnehmung und Bedürfnisregulierung massiven Schaden erlitt.

Unabhängig davon, dass es leicht vorstellbar ist, dass in der Kriegs- und Nachkriegszeit die meist alleinstehenden Mütter von dem täglichen Kampf um das Überleben so sehr in Anspruch genommen waren, dass für aufmerksame Zuwendung wenig Zeit geblieben sein dürfte, ist es wichtig, die offenkundig verheerende Bedeutung der nationalsozialistischen Erziehung für die Entwicklung der Kinder in der frühen Kindheit zu reflektieren.

---

104 Vgl. Sigrid Chamberlain, Adolf Hitler, die deutsche Mutter und ihr erstes Kind (2010).

Das Erbe der Johanna Haarer

Sigrid Chamberlain hat in ihrem bewegenden Buch *Adolf Hitler, die deutsche Mutter und ihr erstes Kind* darauf hingewiesen, dass die nationalsozialistische Erziehung mit der autoritären Erziehung nicht gleichzusetzen ist, dass sie eine Sonderform autoritärer Erziehung war, die systematisch propagiert wurde — vor allem durch die Schriften von Johanna Haarer. 1934 erschien die Erstausgabe ihres Buches *Die deutsche Mutter und ihr erstes Kind*, ein Standardwerk der Säuglingspflege, das der nationalsozialistischen Propaganda in die Hände spielte. Chamberlain zeigt in ihrer Analyse: Nicht militärischer Drill und Gehorsam allein waren es, die das NS-Regime seiner Gefolgschaft abverlangte, sondern totale Unterwerfung und Gefügigkeit. Deren psychosoziale Grundlage war eine Erziehung zu Bindungslosigkeit und Beziehungslosigkeit von früh an: „Das ist die Basis für die Heranzüchtung des an kein Gewissen, an keine Werte oder Moral, des an keinen Menschen, auch keine Heimat wirklich gebundenen, für jedes Ziel einsetzbaren ‚Typus', der allerdings auch jederzeit ersetzbar ist", so Chamberlain.[105] Für dieses Ziel war Haarers Standardwerk das ideale Mittel.

Johanna Haarer war promovierte Ärztin, geboren 1900. Sie brachte fünf Kinder zur Welt, wurde zweimal Witwe und ernährte nach dem Krieg als Ärztin eine achtköpfige Familie. Entgegen allgemeiner Annahmen war sie nicht Kinderärztin, sondern Lungenspezialistin.[106] Ihre Schriften zur Säuglingspflege dürften auch mit dem Ziel geschrieben worden sein, die Lebensbedingungen und das Gedeihen von Neugeborenen zu

105 Ebd., S. 168.
106 Vgl. Rose Ahlheim (Hrsg.), Die deutsche Mutter und ihr letztes Kind, (2012).

verbessern. Die Ausgabe von 1942 etwa enthält neben einer ausführlichen Darstellung von Schwangerschaft und Geburt ein langes Kapitel über das Stillen, das Haarer ausdrücklich empfiehlt — und zwar aus fast denselben Gründen, aus denen die Stillkampagnen im ausgehenden 20. Jahrhundert meiner Generation das Stillen empfohlen haben, mit einer Ausnahme von zentralem Gewicht: Stillen dient in den Augen Haarers nicht dem Kontakt zwischen Mutter und Kind. Ein Kontaktbedürfnis kommt in ihrer Wahrnehmung nicht vor; Kontakt mit dem Kind — über die Pflegeleistungen hinaus — wird unterbunden. Das Kind soll in Ruhe gelassen werden, am besten allein in einem Raum für sich sein: Es wird sich selbst überlassen; deutet sein Schreien nicht auf Hunger oder nasse Windeln, ist es eine Unlustbekundung, die eisern ignoriert werden soll. Der Wille des Kindes soll gebrochen werden. Herumtragen, Augenkontakt, spielerische Begegnung, die beruhigende Gewissheit der Gegenwart anderer, all das wird dem Kind in den Pflegeanleitungen Haarers nicht nur vorenthalten, sondern explizit als schädlich angesehen.

Eine solche Behandlung setzt das Kind massiver Verlustangst aus. Sie erzeugt Dauerstress und Todesangst: Das Kind kann sich auf diese Weise emotional nicht integrieren; die Selbstgrenzen werden nicht wahrnehmbar, weil die haltende Umgebung fehlt. Es gehört Chamberlain zufolge zum Kern der nationalsozialistischen Erziehung, dass das Kind niemals einen intimen Raum relativer Spannungsfreiheit kennenlernt, aus dem heraus es Welterkundungen anstreben und Selbsterfahrungen machen könnte. Stattdessen Chaotisierung und Konfusion, Orientierungslosigkeit als System. Auch die haptische, neugierige Welterkundung wird systematisch unterbunden: Die Mutter hat das Kind von sich wegzuhalten, beim Füttern werden die Hände festgehalten, sodass das Kind nicht in das Essen greifen kann. Es geht darum, dem Kind beizubringen, dass es sich zu fügen hat, sich strikten Regeln unterwerfen muss: Bedürfnisregulierung als Machtkampf. Geduldig hat es abzuwarten und aufzunehmen, was ihm häppchenweise in den Mund geschoben wird. Gerade die Fütterungsregeln Haarers, so Chamberlain, verlangen eine totale Unterwerfung des Kindes, das einfach nur alles zu schlucken hat, was ihm angeboten wird, ohne jemals selbst zugreifen zu dürfen. Ein Kind, das derart in seinen Autonomiebekundungen eingeschränkt wird, wird auch später auf äußere Führung angewiesen sein, um seiner existentiellen Not zu entkommen.

Johanna Haarers Schriften sind Ausdruck einer Geisteshaltung, die dem (neugeborenen) Kind abspricht, Gefühle und Empfindungen zu haben. Darunter litten und leiden viele Kriegs- und Nachkriegskinder ihr Leben lang und geben ihre Schwierigkeiten an die nächste Generation weiter. Zahlreiche Publikationen, wie etwa die von Sabine Bode, setzen sich mit diesem Thema der transgenerationellen Weitergabe von Traumata auseinander. Nicht allein die Tatsache, dass Haarers Schriften bis in die 1980er Jahre — wenn auch in überarbeiteter Form — immer wieder neu aufgelegt wurden, auch Erziehungsratgeber wie *Jedes Kind kann schlafen lernen*, in dem ähnlich wie in Haarers Schriften die These vertreten wird, man solle ein Kind schreien lassen, damit es lerne, alleine einzuschlafen, bezeugen meines Erachtens, dass die Tendenz einer unausgesetzten Hilflosigkeit im Umgang mit Neugeborenen und kleinen Kindern weiter besteht, einer Hilflosigkeit, die dazu verleitet, an die Stelle einer natürlichen Abhängigkeit eine krude Erziehung zu einer fragwürdigen Autonomie zu rücken.

Frühe Traumata

Ein biografisch früh angesiedeltes Trauma ist keine Ausnahmesituation, die eine Lücke in das Erleben stanzt, sondern eine Struktur, die das Erleben von Kontinuität, Selbstgrenzen, Halt und Geborgenheit unmöglich machen kann. Der Arzt und Psychiater Joachim Bauer hat darauf hingewiesen, dass die Auswirkungen anders gelagert sind als im Falle der Traumatisierung erwachsener Personen, die zuvor bereits ein stabiles Selbstgefühl herausbilden konnten: „Zusätzlich zu den Veränderungen, die bei der posttraumatischen Belastungsstörung zu beobachten sind, lösen in der Kindheit zugefügte schwere Traumen eine seelische Notfallreaktion aus, die als Dissoziation bezeichnet wird. Die Dissoziation besteht in einem Sich-Entfernen des subjektiven Erlebens aus dem Hier und Jetzt, um sich vor unerträglichen seelischen oder körperlichen Schmerzen zu schützen."[107] Erfahrungen von Gewalt und Demütigung durch die engsten Beziehungspersonen können in der Kindheit gerade deshalb zu Dissoziationen führen, weil das Kind auf diese Menschen angewiesen, von ihnen abhängig ist. Die Dissoziation ist ein seelischer Mechanismus der Selbstbetäubung in einer ausweglosen Situation, der — wie Forschungen gezeigt haben — ein Korrelat auf neurobiologischer Ebene hat. Die Dissoziation schützt, indem sie das Selbstgefühl von den Schmerzen trennt. Andauerndem Stress ist nur durch ein inneres Ausklinken zu entkommen.

Joachim Bauer zufolge haben verschiedene Studien erwiesen, dass das Stress-Gen CRH im späteren Leben weniger stark aktiviert wird, wenn die Betroffenen in ihrer Kindheit eine sichere Bindung an ihre Mutter oder eine andere nahe

107 Bauer, Das Gedächtnis des Körpers (2004), S. 198.

Bezugsperson hatten. Emotional sicher gebundene Kinder sind weniger ängstlich und bewältigen Lernaufgaben leichter. „Bindungen und soziale Unterstützung haben sich in zahlreichen Studien als einer der wichtigsten Schutzfaktoren gegenüber extremen Ausschlägen der biologischen Stressfaktoren erwiesen."[108] Psychosozialer Stress und angelernte Verhaltensmuster aus der Kindheit sorgen nachweislich auf hirnphysiologischer Ebene für Fehlregulierungen, die dauerhaft krank machen – bzw. krank machen *können*, wie auch Plaques und Tengel krank machen können, aber es nicht zwangsläufig *müssen*.

Unter bestimmten Voraussetzungen kann eine Dissoziation sich verselbstständigen oder gar verfestigen. Sie folgt einem unbewussten Reiz-Reaktionsschema: Jede noch so winzige Erinnerung an die erlebte, unerträgliche Überwältigung, die einst zu der Notfallreaktion geführt hat, kann dann die Dissoziation auslösen. Die Person erlebt sich abgeschnitten von den eigenen Gefühlen, dem eigenen Körper und den anderen Menschen. Dissoziation wurzelt im subjektiven Erleben. „Anhaltende schwere Zustände von Dissoziation", so Joachim Bauer, „schneiden die Betroffenen über weite Strecken vom gefühlsmäßigen Kontakt mit anderen Menschen ab und können zu unaushaltbaren Gefühlen von Einsamkeit führen."[109]

Die Dissoziation ist eine erlernte Stressreaktion mit einem körperlichen Substrat. Sie folgt einem unbewussten, körpereigenen Alarmsystem. Das macht es schwierig – etwa durch therapeutische Verfahren – andere Regulationsmechanismen anzuregen oder zu implementieren, obgleich dies nicht unmöglich ist. Selbst ungünstigste frühe soziale Bedingungen müssen kein lebenslanges Schicksal sein. In einer bahnbrechenden Engführung von Psychoanalyse und Neurophysiologie versteht

108 Ebd., S. 49.

109 Bauer, Das Gedächtnis des Körpers (2004), S. 181.

der Nobelpreisträger Eric Kandel psychotherapeutische Verfahren als Bereitstellung eines emotional tragenden Umfeldes, das erlaubt, neue Erfahrungen zu machen und mithin Lernprozesse einzuleiten, die auf neurophysiologischer Ebene eine Reorganisation ermöglichen.[110] Entsprechend formuliert Gerald Hüther: „Auch die Psychologen und Psychoanalytiker geben sich inzwischen nicht mehr damit zufrieden, einfach nur festzustellen, dass frühe Erfahrungen spätere Grundhaltungen und Gefühle maßgeblich bestimmen, sondern sie wollen inzwischen auch wissen, wie diese Erfahrungen im Gehirn verankert werden. Sie wollen wissen, wie und unter welchen Umständen es möglich ist, diese Engramme durch neue Erfahrungen zu überschreiben, wie ein einmal entwickeltes Gefühl verändert und durch ein neues ersetzt oder überlagert werden kann."[111] Hirnphysiologische Veränderungen sind kein irreversibles Schicksal, sondern können kompensiert werden, wenn das soziale Umfeld hierfür ausreichende Ressourcen bietet.

Noch einen anderen wichtigen Zusammenhang hat Joachim Bauer dargelegt: Es gibt Studien, die erkennen lassen, dass Demütigungen, verbale Gewalt, Missachtung und Ignoranz hirnphysiologisch dieselben Auswirkungen haben wie das Erleben von körperlicher Gewalt und dieselben Mechanismen der Dissoziation und Selbstbetäubung in Gang setzen.[112] Emotionale Kälte, Ausgrenzung, Erniedrigungen oder sprachliche

---

110 Eric Kandel, Auf der Suche nach dem Gedächtnis (2006), Kap. 27. „Besonders faszinierte mich aufgrund meines Interesses an der Biologie des Gedächtnisses die Möglichkeit, dass die Psychotherapie – die ihre Wirkung vermutlich zum Teil dem Umstand verdankt, dass sie eine Umgebung schafft, in der Menschen lernen, sich zu verändern – strukturelle Veränderungen im Gehirn hervorruft und dass man mittlerweile in der Lage war, diese Veränderungen direkt zu bewerten." (Ebd., S. 394).

111 Gerald Hüther, Bedienungsanleitung für ein menschliches Gehirn (2001), S. 14.

112 Bauer, Schmerzgrenze (2011), S. 59.

Gewalt zeitigen denselben Effekt wie körperliche Strafen. In autoritären Beziehungen ist all dies an der Tagesordnung, je offener das gesellschaftliche Klima diesbezüglich, umso selbstverständlicher — das heißt: umso prägender sind Gewalterfahrungen für das Selbstverständnis der Kinder, weil das gesellschaftliche Klima der Akzeptanz eine Relativierung verhindert. Dann sind die Kinder diejenigen, die nicht vergessen dürfen, denen mit Gewalt in Erinnerung gerufen wird, woran sie sich zu orientieren haben.

Ist die Demenz wirklich eine Krankheit des Vergessens? Oder ist sie eine Krankheit des Gedächtniszwanges, einer autoritären Beziehungsfigur, die das Vergessen (des maßgeblichen Anderen) verbietet und fordert, die eigenen Erfahrungen vom Bewusstsein auszuschließen? „Angesichts einer derartigen anomalen Normalität hatte man selbst nichts Besonderes erlebt", so formuliert Radebold hinsichtlich der Kriegserfahrungen.[113] Geht es letztendlich um eine Art von Erinnerungskultur, die unbemerkt einsam macht, indem der Einzelne in ihr gut aufgehoben ist, im doppelten Wortsinn von „geborgen" und von „irrelevant", eine Erinnerungskultur, in der das Einzelschicksal, das individuelle Leid, narkotisiert wird, gleichsam aus der Geschichte ausziehen muss, eine Geschichte, die mithin das Zentrum des Erlebens verliert und verstummt? Es spricht für sich, dass wir Zeitzeugen erst zu befragen beginnen, wenn ihr Verschwinden, das Vergehen der Zeit selbst, ins Gewicht fällt und bemerkbar wird. Plötzlich wird der individuelle Bezug eingefordert, eine Bezugnahme gesucht, die die Erinnerung lesbar macht und versucht, das individuelle Schicksal mit der kollektiven Geschichte zu verbinden. Damit wird ein

113 Radebold, Die dunklen Schatten unserer Vergangenheit (2014), S. 49.

Resonanzraum für das Leid, die Trauer und eine andere Wirklichkeit geöffnet. Erfahrungen werden geborgen, Erinnerungen im Lichte der Gegenwart entziffert, Geschichten werden erzählbar und geraten in ein zwischenmenschliches Verhältnis der Anteilnahme.

Suche nach Wirklichkeit

Ein autoritärer Erziehungsstil — und die nationalsozialistische Erziehung war ein Sonderfall der autoritären Erziehung — bindet Kinder auf eine Art und Weise, die auf Gehorsam, auf Folgsamkeit und Disziplin angelegt ist und wenig Spielraum für Selbstentfaltung und Autonomie eröffnet. Autoritäre Erziehung zielt nicht auf die Selbstständigkeit des Kindes. Sie braucht seine Fügsamkeit. Ich-Stärke ist hier nur erwünscht, wenn sie aus der Identifikation mit den leitenden Prinzipien erfolgt und sich unauffällig in das vorgegebene Umfeld einfügt. Autoritäres Verhalten stiftet eine Beziehungsstruktur, die im besten Fall starr normativ ausgerichtet ist, im schlechtesten Fall Willkür walten lässt und repressiv, wenn nicht sogar gewalttätig operiert. Wenn wir über Demenz sprechen, sollten wir nicht vergessen, dass wir es mit einer Generation zu tun haben, für deren Lebensführung eine Ausrichtung auf tradierte Normen wichtiger war als eine kreative Lebensweise, die den eigenen Wünschen Raum lässt.

Die obigen Ausführungen über Johanna Haarer haben gezeigt: Wer von früh auf mit drastischen Mitteln zur Gefolgschaft erzogen wird, für den ist es überaus schwierig, die eigenen inneren Impulse überhaupt wahrnehmen, angstfrei aufnehmen zu können und handlungsleitend werden zu lassen. Er ist permanentem Stress ausgesetzt, der die Entwicklung der lebensnotwendigen Fähigkeiten zur Selbstregulation verhindert, und mithin — so ließe sich anfügen — im Grunde Erziehung verunmöglicht. Einen relativ spannungsfreien, inneren Zustand erleben zu können, aus dem heraus sich ein Erleben von eigenem Willen und Selbstwirksamkeit entwickeln könnte, ist in einer autoritären Beziehung schwer möglich. Denn der internalisierte Andere gestattet nicht, sich abzuwenden und etwas Anderes in den Vordergrund treten zu lassen. Er gestattet kein Ausscheren und keine eigenständige, unabhängige Entwicklung. Möglicherweise verbietet sich jeder offene Konflikt mit der autoritären Ordnung, schlimmstenfalls unterbindet sie alle spontanen Lebensäußerungen, bestenfalls ist in ihr ein heimliches inneres Exil möglich. Repressive Beziehungen leisten Spaltungsprozessen Vorschub. Sie erzeugen ein Leben im Verborgenen, ein verborgenes Ich. Mit diesem bedrohten, verwirrten, verlorenen Ich[114] haben wir es auch in der Demenz zu tun. Je früher im Erleben eine Dissoziation biografisch verwurzelt ist, umso existenzieller sind die mit ihr verknüpften Erfahrungen. Was uns entgegenkommt, wenn wir einem schwer verwirrten Menschen gegenüberstehen, sind Innenwelten, die eine Verankerung suchen. Sie scheinen uns häufig ohne Wirklichkeitsbezug, bizarr, absurd, und doch kann es eine schwer wiegende Wirklichkeit sein, die sich in ihnen ausspricht.

Einsamkeit und Demenz

Seit geraumer Zeit werden in der Ursachenforschung der Demenz soziale Faktoren — insbesondere im Bereich der

114 Vgl. Van der Steen, Demenz und Altersverwirrtheit (2009), S. 18ff.

Nahbeziehungen — erforscht. Eine aktuelle Studie[115] zeigt, dass unabhängig von anderen Einflussfaktoren ein tief empfundener Mangel an sozialen Kontakten das Risiko an einer Demenz zu erkranken signifikant erhöht. Ausschlaggebend ist interessanterweise nicht die tatsächliche Frequenz und Anzahl von sozialen Kontakten, sondern das subjektive Erleben, schmerzlich allein zu sein. Offen bleibt, ob demenziell bedingte kognitive Veränderungen das Erleben sozialen Kontakts verändern, oder ob die erlittene Einsamkeit ihrerseits zerebrale Veränderungen bedingt. Interessanterweise verschiebt dieser Befund den Fokus von der objektiven Realität auf die subjektive Empfindung. Das Selbsterleben des Einzelnen im sozialen Kontext auf seine eigene innere Realität und — vielleicht im Rahmen von Bindungstheorien — auf seine Gesetzmäßigkeiten zu befragen, könnte ein vielversprechender Ansatz zu sein, nach den Bedingungen sozialer Gesundheit zu forschen.

Gefühle der Verlorenheit, Gefühle der Dissoziation, tiefsitzende Einsamkeitserfahrungen, Depressionen, die mit der frühen Biografie in Zusammenhang stehen, scheinen das Entstehen einer Demenz zu begünstigen. Ist dann nicht die Frage naheliegend, welche soziale und emotionale Grundausstattung, welche Bindungen, welches Lebensgefühl Menschen am Anfang ihres Lebens mit auf den Weg bekommen haben? Warum werden keine zeithistorischen Diagnosen gestellt? Müssen wir wirklich so ratlos sein? Ist es nicht plausibel, dass Einsamkeitserfahrungen, Verlusterfahrungen, dissoziative Zustände gerade dann wieder eine Rolle spielen, wenn ein

---

115 Vgl. Gefühle von Einsamkeit erhöhen Alzheimer-Risiko; Joachim Czichos, Wissenschaft aktuell, 11.12.2012; http://www.wissenschaft-aktuell.de/artikel/Gefuehle_von_Einsamkeit_erhoehen_Alzheimer_Risiko1771015588839.htmlwww.wissenschaft-aktuell.de, dort bezieht man sich auf die Amsterdam Study of Elderly (AMSTEL).

älterer Mensch nach einem langen Leben erneut in eine Situation der Hilflosigkeit, der Abhängigkeit und Angewiesenheit gerät, bzw. gerade dann, wenn äußere Sicherungssysteme, die das Leben strukturiert haben, plötzlich nicht mehr da sind? Die Daten, die David Snowdon gesammelt hat, legen nahe, „dass die ‚Verursacher' der Alzheimerschen Krankheit — wer immer sie auch sein mögen — ihre Attacke dramatisch zurückfahren, sobald der Mensch sein fünfundneunzigstes Jahr erreicht hat."[116] Dieser Befund korreliert mit der Häufigkeit des Vorkommens von Gehirninfarkten, die auf einen Schlaganfall hinweisen.[117] Es sieht so aus, als würden Schlaganfälle das Risiko, an einer Demenz zu erkranken, erhöhen. In Bezug auf Schlaganfälle wissen wir mittlerweile, dass sie nicht einfach eine Begleiterscheinung des Alterns sind, sondern wesentlich von unseren Lebensstilen abhängen. Sollte es im Falle der Demenz anders sein als im Falle anderer großer Volkskrankheiten?

Den eigenen Takt finden

Zeitgleich belegen zwei Studien aus Frankreich und Kanada[118] einen signifikanten Zusammenhang zwischen der Einnahme

---

116 Snowdon, Lieber alt und gesund (2001), S. 241.

117 „Das Risiko eines Schlaganfalls erhöht sich mit zunehmendem Alter dramatisch und erreicht in den späten Neunzigern seinen Höhepunkt. Die Hälfte der Leute, die zwischen dem fünfundneunzigsten und dem neunundneunzigsten Lebensjahr sterben, haben Gehirninfarkte, was auf einen Schlaganfall hinweist. In der Gruppe über hundert finden sich nur in 22 Prozent der Gehirne Infarkte. Die älteren Gehirne scheinen weniger stark geschädigt zu sein als die jüngeren." Snowdon, Lieber alt und gesund (2001), S. 240f.

118 Vgl.: Vergesslich durch Beruhigungsmittel? Benzodiazepine unter Verdacht; Martina Lenzen-Schulte, FAZ.NET 10.09.2014; http://www.faz.net/aktuell/wissen/medizin/benzodiazepine-unter-demenz-verdacht-vergesslich-durch-beruhigungsmittel-13142414.html

von Schlaf- und Beruhigungsmitteln aus der Gruppe der Benzodiazepine — wie etwa Valium, Tavor oder Lorazepam — und der Wahrscheinlichkeit einer Alzheimer-Erkrankung. Bei einer regelmäßigen Einnahme über eine Dauer von drei bis sechs Monaten erhöhte sich der kanadischen Langzeitstudie zufolge das Erkrankungsrisiko um 32 Prozent, bei einer Einnahme von mehr als sechs Monaten um 84 Prozent. Der eigentliche Skandal der Studie dürfte hierin liegen: Benzodiazepine werden häufig über Jahre hinweg verschrieben; Substanzmissbrauch und Abhängigkeit betreffen bei dieser Medikamentengruppe einen fast ebenso großen Bevölkerungsanteil wie im Falle von Alkohol: 1,2 Millionen Menschen. Die FAZ konstatiert, dass die vom *British Medical Journal* veröffentlichten Studien natürlich keinen Rückschluss auf einen Kausalzusammenhang zwischen der Medikamenteneinnahme und der Alzheimer-Demenz zulassen: Ein Kausalzusammenhang zwischen den psychiatrischen Erkrankungen, die zur Verordnung der Medikamente geführt haben, und der Demenz liegt hingegen nahe. Diese Studie macht deutlich, dass Demenz nicht monokausal erklärbar ist, sondern dass es um individuelle Lebensschicksale wie auch unsere Reaktion auf diese geht — etwa um die Frage, wie wir Menschen behandeln, denen es schwer fällt, sich selbst zu beruhigen und einen tragenden Lebensrhythmus zu finden.

Offenbar geht es in der Demenz um Ereignisse, die nicht formulierbar sind, den Menschen jedoch nicht zur Ruhe kommen lassen, um traumatische Strukturen, die eine Beheimatung in kollektiven Zwängen nahelegten und das Überleben sichern konnten, zugleich aber der ersehnten Normalität einen tiefsitzenden Stachel einimpften, der nach äußerer Beruhigung verlangt. Radebold stellt einen ähnlichen Zusammenhang für die Gruppe älterer Menschen mit Depressionen her: „Gut vorstellbar ist, dass die Betroffenen Alkohol, Tranquilizer sowie

Schlaf- und auch Schmerzmittel lebenslang insbesondere bei einer anhaltenden oder sich verstärkenden PTBS [Posttraumatische Belastungsstörung, Anm. S.K.] gebrauchen, um ansteigende Ängste, Angstträume und die Erinnerungen an belastende Erlebnisse zu verringern bzw. ‚stillzulegen'."[119] Er zitiert in diesem Zusammenhang eine Untersuchung über Depressionen, der zufolge Schlafstörungen „bei über 65-Jährigen in Europa nur zu 15 Prozent in Dublin, aber zu 54 Prozent in München und zu 60 Prozent in Berlin" finden lassen.[120]

Das verlorene Ich in der Demenz, so liegt nahe, ist ein Ich, das es schwer hatte, den eigenen Takt im Leben zu finden. Wie ein unbemerkter Stachel nutzt die Vergangenheit am Ende eines Lebens, wenn die äußeren Zwänge verebben, die Gunst der Stunde, das Leben auf den Kopf zu stellen, die Gegenwart auszuhebeln und alle sinnbildenden Strukturen in Frage zu stellen.

119 Radebold, Die dunklen Schatten unserer Vergangenheit (2005), S. 77.
120 Ebd.

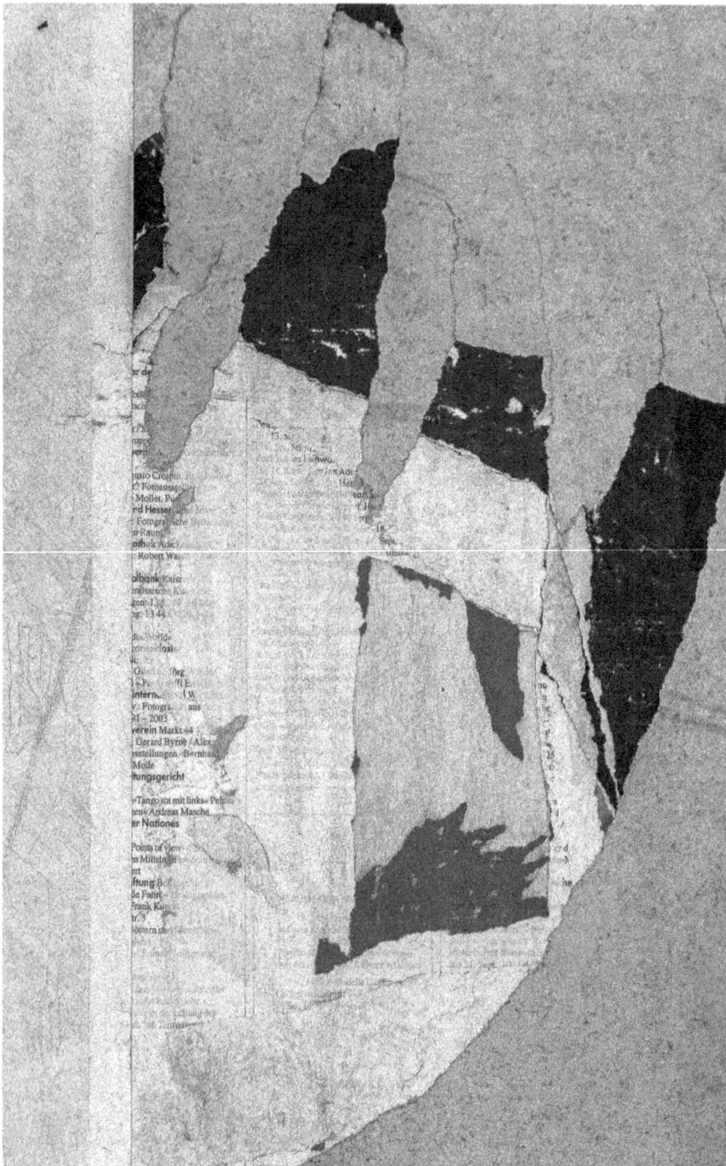
Fotografische
Robert Wa
Gerard Byrne / Alex
Mode
»Tango rot mit links« Pet
Andreas Masche
er Nationes
Points of view

VIII

Unmittelbarkeit und Fiktion

„Aber ich fühle mich zu alt
und zu weit weg,
um neue Gewohnheiten annehmen zu können." [121]

Stellen Sie sich vor, Sie sind Künstlerin, Sozialkünstlerin, Kunstpädagogin oder Kunsttherapeutin. Sie haben eine geriatrische Zusatzausbildung. Sie betreuen auf einer Pflegestation acht Damen, die alle in einem fortgeschrittenen Stadium der Demenz sind. Sie befinden sich mithin in einer komplexen Situation.

Nehmen Sie sich Zeit, eine innere Vorstellung von der Szene zu bilden, die ich Ihnen im Folgenden schildere.

Die erste Person schläft kaum. Sie ist verwirrt, aggressiv und innerlich von Erfahrungen oder Erinnerungen bedrängt, die sie teilweise — jedoch nur zusammenhangslos — verbalisieren kann. Grundsätzlich malt sie gerne. Im engen Kontakt und mit viel Hilfe kann ein Bild entstehen. Zuweilen gewinne ich den Eindruck: Sie findet damit Distanz zu dem, was sie bedrängt. Manches lässt sich im Austausch verbalisieren. Bestimmte

121 Beckett, Endspiel, S. 149.

Farben fördern die Entspannung. Die Innenwelt, so wirkt es, kann über das Malen partiell in einen Dialog eingebettet werden und findet einen Halt.

Die zweite Person lebt stark in ihren Erinnerungen und kann diese gut verbalisieren. Sie malt gerne und selbstständig und wirkt dabei zufrieden. Ihre Bilder werden von anderen bewundert. Zuweilen gleitet sie in traumatische Erinnerungen ab. Diese Erfahrungen haben mit dem Krieg zu tun. Mit Leichen, die im Fluss treiben. Mit der Suche nach einer Mutter, einem Vater. Mit einem brennenden Haus. Malen kann diese überwältigenden Erinnerungen kanalisieren, besänftigen, Eigenaktivität erfahrbar machen, es scheint jedoch, als würden bestimmte Farben traumatische Erinnerungen eher auslösen.[122]

Die dritte Person ist ständig in Aufruhr und sehr weinerlich. Sie beruhigt sich durch intensive Zuwendung. Etwas für sie zu malen, wobei sie zusehen kann, wirkt entspannend. Auf diese Weise nimmt sie Anteil an ihrer Umwelt, beruhigt sich, atmet gleichmäßig und ist seelisch anders gestimmt.

Die vierte Person kann kaum den Pinsel halten, malt aber grundsätzlich gerne. Es ist wichtig, sie aktiv in die Gruppe zu integrieren. Sie freut sich über Ansprache von anderen, ist jedoch schnell entmutigt und möchte, dass jemand das Malen für sie übernimmt. Sie profitiert davon, in dieser Situation ihre inneren Vorstellungen zu verbalisieren. Sie setzt sich mit der

122 Wenn es um traumatische Erfahrungen geht, werden die Grenzen der Methode der „Validation" (Naomi Feil), von der im Kapitel V die Rede war, deutlich. Eine Bestätigung der inneren Realität würde an diesem Punkt die äußere Realität auf dramatische Weise aushebeln. Dieser Aspekt kann hier nicht in aller Breite diskutiert werden; meines Erachtens wäre jedoch mehr noch als eine kunsttherapeutische Ausbildung eine traumatherapeutische Ausbildung – sofern sie nicht in der gebotenen Ausführlichkeit Bestandteil der Ersteren ist – unabdingbar für die künstlerische Arbeit mit demenziell erkrankten Menschen.

Diskrepanz zwischen dem, was sie selbst malen möchte und dem, was der andere für sie malt, produktiv auseinander.

Die fünfte Person kommt gerne zum Malen, fühlt sich aber völlig inkompetent. Sie ist ständig mit Wut und aggressiven Impulsen beschäftigt, die sich als Misslingen äußern und als „Flecken", „Fehler" in ihrem Bild Ausdruck finden. Ihr ist damit geholfen, diese „fehlerhaften Stellen" zu integrieren und als eigenständige, wertvolle Impulse anzunehmen. Das gelingt über den Dialog und das Feedback aus der Gruppe.

Die sechste Person hat einen sehr freien Zugang zur Malerei. Sie ist in ihrer Bewegungsfähigkeit stark eingeschränkt. Das Malen ist für sie eine Situation, in der jede kleine Geste einen großen Unterschied macht. Sie braucht jedoch technische Unterstützung und Zuwendung, um ihr Bild als kompositorische Einheit erleben zu können. Dann ist sie zufrieden.

Die siebte Dame spricht kaum, zuweilen schreit sie. Sie bewegt sich fahrig, ihre Miene ist meist starr. Sie ignoriert ihre Umwelt, sie ist immer auf dem Sprung. Sie ist ruhig, wenn sie meine Hand halten kann oder wenn ich neben ihr male, am besten mit leuchtenden Kreiden auf dunklem Papier.

Die achte Dame lacht meist freundlich. Manchmal malt sie hüpfende Punkte. Meist kratzt sie mit den Fingernägeln das feuchte Papier vom Malbrett und freut sich darüber. Sie spricht nicht direkt mit mir, aber sie hält Blickkontakt. Über eine Puppe ist es möglich, mit ihr näher in Kontakt zu kommen. Sie singt oft stundenlang dasselbe Lied. Sie wirkt nicht unzufrieden, sie lebt in ihrer Welt. Sie ruft jedoch viel Widerspruch in der Umgebung hervor.

Die acht Damen sitzen am Tisch im Wohnbereich ihrer Pflegegruppe. Es ist drei Uhr nachmittags. Die meisten von ihnen sind gerade vom Mittagsschlaf zurück. Manche wurden geweckt. Das Kaffeegeschirr steht noch auf dem Tisch.

Sie haben 90 Minuten Zeit. Was wollen Sie? Was tun Sie? Was können Sie leisten? Wie verhalten Sie sich? Wem wenden Sie sich zu und wie verhalten Sie sich den anderen gegenüber?

Was für ein Bild ist in ihrer Vorstellung entstanden? Sie werden vielleicht bemerkt haben, dass die gegebene Beschreibung kein unmittelbares Bild zeichnet. Sie ist das Ergebnis einer langen Einstimmung, Kontaktaufnahme und inneren Auseinandersetzung. Die Vorstellung jeder einzelnen Teilnehmerin der Malrunde beruht auf dem Bemühen, gesammelte Erfahrungen zu bündeln, ist das Destillat eines andauernden Prozesses, in dem sich etwas Vertrautes herausgebildet hat. Sie nährt sich aus eigenen Impulsen und Vorstellungen, Beobachtungen, aus dem Erleben. In jeder einzelnen Beschreibung stecken Interpretation, Subjektivität, der Kontext der Arbeitssituation. Jede Beschreibung ist der Versuch, eine potenziell überfordernde Situation professionell in sinnvolle Einheiten zu gliedern, zu fassen und produktiv, sinnstiftend mit ihr umzugehen. So sind wir gewohnt zu handeln, und allein so können wir Handelnde bleiben. Unser Ich bleibt gewissermaßen Herr der Lage.

Das Erleben wird strukturiert und in vorhandene Bezüge eingeordnet, damit wir selbst uns orientieren können und nicht verloren gehen. Mit diesen Fähigkeiten, bekommen wir die Wirklichkeit in den Griff und unser Innenleben in ein sinnvolles, passendes Verhältnis mit der Umwelt. Unsere Auffassung der Wirklichkeit ist ein Konstrukt, mit dem es sich mehr oder weniger gut leben lässt und das all unsere Wahrnehmungen und unser Handeln bestimmt. Hat die Demenz mehr Sinn, je besser uns das gelingt? Verschwindet sie, wenn wir sie mit unserer Vorstellung von Wirklichkeit in Passung bringen? Was demenziell erkrankte Menschen erleben, können wir nicht wissen. Was aber erleben wir im Umgang mit demenziell veränderten Menschen?

Unmittelbares Erleben ist nicht mitteilbar. Was mitteilbar ist, ist immer schon geprägt von Vorerfahrungen, Annahmen, Gefühlen oder Wünschen. Jede Erzählung, jeder Bericht organisiert das Erlebte, Gehörte, Erfahrene anders, auf eine Einheit, ein sinnstiftendes Zentrum. Jede Geschichte, jede Beschreibung ist ein Entwurf, ist vorläufig; die Geschehnisse können immer wieder neu aufgenommen, geordnet, organisiert, ja sogar neu erinnert werden. Alles kann sich immer wieder auf eine neue Art darstellen, unter einem anderen Blickwinkel wahrgenommen werden, von anderen Aspekten auf überraschende Weise erhellt werden und in einem neuen Licht erscheinen. Wir können miteinander an kein Ende kommen, wir sind im Prozess. Vielleicht ist das die einzige Möglichkeit, wahrhaftig zu bleiben: Sich nicht festzulegen, sondern geduldig das als Ausgangspunkt zu nehmen, was im Vagen, Ungefähren, Schemenhaften bleibt.

Ich möchte mich im Folgenden jener Möglichkeit des Erlebens nähern, in der das Ich sich weniger klar als zuvor beschrieben aus der Szene herauskristallisieren kann, sondern eher ein unmittelbarer Teil der Szene bleibt, dem gegenwärtigen Moment, den Bildern und dem Fühlen[123] näher als dem kognitiven, operationalen Zugriff, emotional involviert und damit auch weitgehender dem Geschehen ausgeliefert — ein Erleben, das demjenigen demenziell erkrankter Menschen näher sein dürfte, deren Ich, wie oben beschrieben, in der szenischen Einbindung

123 Vgl. Ganß, Demenz-Kunst und Kunsttherapie (2009): „Als gesichert und allgemein anerkannt gilt, dass die emotionale Wahrnehmungskompetenz erhalten bleibt. Es kann beobachtet werden, dass es im gesamten Verlauf ein intaktes Gefühlsgedächtnis gibt." S. 64

versunken sein kann. Das folgende Kapitel ist der Versuch, sich mittels Fiktion der Wirklichkeit zu nähern, so wie sich vielleicht ein demenziell erkrankter Mensch durch das Dickicht der szenischen und emotionalen Erinnerungen, die ihn innerlich besetzt halten, der äußeren Wirklichkeit immer nur probeweise anhand des Entgegenkommens seiner Umwelt nähern kann.

Blaue Stunde

Der Rollwagen hatte seit Kurzem eine Unwucht — nicht ersichtlich war, von welchem Rad sie ausging. Seitdem jedoch brachten nicht nur kleine Unebenheiten des Bodenbelags die Gläser zum Klirren, sondern das Rollen selbst erzeugte jene Erschütterungen, die ein unerträgliches Konzert der zu transportierenden Farbschalen und Wassergläser in Gang setzten und zu einem infernalischen Klirren steigerten, das hier, wie sonst nirgends, unerträglich fehl am Platz zu sein schien. Sie baute, während sie in einer giftigen Wolke scheppernden Lärms sich so den Gang entlang bewegte, auf die Schwerhörigkeit der Bewohner. Es musste jeden zutiefst erschüttern, der es hörte. Ein Schock für jene, die heute falsch eingestellte Hörgeräte trugen. Scheppern, so dachte sie, kann zu plötzlichem Herzstillstand, Knochenzerfall oder unkalkulierbaren Zellwucherungen führen. Es könnte einen psychotischen Einbruch einleiten, ein mühsam errungenes Gleichgewicht stören, einen Veteranen oder sonst wie Kriegsversehrten rücksichtslos in ein einst zuverlässig ausgestanztes Zeitfenster zurückkatapultieren und darin folgenschwer einsperren. Es könnte die Wände zum Einstürzen bringen wie Kulissen einer vergessenen Theaterlandschaft. Sie lief fast auf Zehenspitzen, aber die Gläser konnten nicht auf Zehenspitzen laufen.

Das Vergessen wohnte nicht in Wänden und Möbeln, es war in die Luft gesickert und hatte dem Sauerstoff eine Ingredienz beigemischt, die beim Aufschwingen der Fahrstuhltür jeden Besucher unerbittlich in Empfang nahm und den Ahnungslosen vage vorzubereiten wusste auf etwas, das sich ihm dann, und besonders dann vielleicht, wenn er nicht nur kurz vorbeischaute, sondern blieb oder wiederkehrte, sprachlos mitteilte.

An einer langen Kaffeetafel wie in einem Verein, eine Gruppe von alten und sehr alten Menschen, in einem gepflegten, so war der spontane Eindruck, Beieinandersein, dessen Präsenz sich unbefangen zunächst als eine starke Verbindlichkeit und Gewohnheit betrachten ließ, in der jedoch eine von außen Kommende sich selbst bald fremd und desorganisiert fühlte. Wie ein Zugvogel, der plötzlich in einem geografischen Segment ohne Erdanziehung, Magnetfeld und Schallwellen gelandet ist, jede Ortung verloren hat, sich plötzlich mit einem Verlust oder einem Außerkraftsetzen der basalen Steuerungssinne konfrontiert sieht, jede Instinktsicherheit verliert und von seinen Wahrnehmungen nichts als irritiert wird. Ein loser Verband aus Raum- und Zeitinseln, ein fremdes Territorium, dessen unergründliche Präsenz jedwede Kompetenzen eines sozial gefestigten Selbst erschütterte und die gewohnten Koordinaten des Selbstempfindens torpedierte, verzerrte, auszulöschen schien.

Mit einem Schlag wurde sie, einem jeden die Hand reichend, in ein abgründiges Spiegelkabinett katapultiert, das ihre Anwesenheit in den Sog multipler Räume, die ihr sämtlich irreal und unfassbar schienen, geraten ließ und so vervielfältigte, aufteilte oder fragmentierte. Denn niemand, so oft sie auch schon gekommen und jedem Einzelnen sich vorgestellt hatte, erkannte sie, erinnerte sich, es gab kein Erkennen, kein

Verkennen, aber auch kein Erstaunen, ihre Anwesenheit blieb fast deutungslos.

Für die hier Sitzenden schien die Kaffeestunde nicht die gebräuchliche Form einer Gewohnheit zu sein, die den einen mit dem anderen in eine zeitweise unverbrüchliche oder tragende Beziehung gerückt hätte, die — selbst wenn sie nicht mehr sein mochte als Konvention — doch einen Zusammenhalt gespendet hätte, nein, es war kein irgendwie hinlänglicher Faden, der von einem zum anderen sich spann oder gesponnen wurde. Es war vielleicht nur der Versuch einer Umwelt, die begriffen hatte, was zusammenzuhalten war, die darauf bestand, dass es möglich war, einen Umkreis zu haben und mit anderen in Verbindung zu sein. Eine Umwelt, die versuchte, eine Erinnerung aufzuwecken, denn für jene, die da saßen, schien es diese Engführung der Gleitlinien des Daseins nicht zu geben, es war vielmehr eine biografische Zerwürfelung, eine Zufallshäufung von Momenten, die hier aufeinanderprallte, sich gegeneinander lehnte und sich gegenseitig zuweilen heftig ausschloss. Ein Zusammensein, dem kaum mehr Gewohnheit oder Konvention innewohnte, das von einer äußeren Kraft disponiert wurde, von der Ewigkeit wie einbalsamiert und von der Gegenwart, die sich allen Empfindungen zu entziehen schien, doch unerschütterlich umfangen wurde, eine Gegenwart, die es gelassen nahm, permanent in dem außer Gesetz geratenen Zusammenspiel der Kraft- und Magnetfelder gebeutelt zu werden, unbestückt zu sein, über keine sprachliche Konvention verfügen zu können, die den verbalen Austausch hätte regulieren können, in Worthülsen stammeln zu müssen oder dann doch lieber zu singen, die es gelernt hatte, sich in all diesen Momentballungen und Zeitverschränkungen nicht zu verlieren, und gleich ohne darüber hinwegzugehen damit lebte, und es nahm, wie es war, ohne die Möglichkeit, auf

Dauer eine Änderung herbeiführen zu können, vielleicht nur begabt mit einem winzigen Kraftüberschuss, mit dem es zuweilen gelang, ein kleines Aufhalten zu gewährleisten, einen Prozess zu hemmen, der zu rasch fortschritt, sich in das Raum- und Zeitsegment eines anderen erfolgreich einzuklinken, eingemeindet zu werden, oder zwei Linien auseinanderzuhalten und in dem Zwischenraum etwas zum Leuchten, zum Klingen zu bringen, ohne Anspruch auf Anerkennung, ohne Abstimmung, ohne erprobte Gegenseitigkeit, für die Dauer eines winzigen Moments, der wiederholbar sein könnte, vielleicht.

Ein Lauschen setzte ein, das die Anwesenheit zu verstehen suchte, das zu verstehen suchte, auf welchem inneren Punkt seiner sprachlosen Zeitachse oder seinem inneren Gezeitenmeer jeder Einzelne sich bewegte, sich befand, wo sie ihn verorten konnte, wenn er sich — wie auch immer — mitteilte, auf welchem Grad der breiten Streuung jener auf einen fernen Fluchtpunkt hin steuernden inneren Bilder, die zufällig sein mochten oder festgehalten, voller Selbsterleben oder fern und leer, auf welchem Punkt dieser inneren Allzeitigkeit die Gegenwart sich ansiedeln konnte, um langsam an einer Schraube des Himmels zu drehen.

Es war Montag und sie malten, erst die eine, dann die andere, immer ein Stück weiter, eine Blume, wie ein Mensch hinauf strebend und sich vollendend, und sie waren zufrieden und hängten das Bild sichtbar für alle in den Raum, wo es bald vergessen wirkte, denn es konnte sich wohl kaum jemand erinnern, wer es wann und warum gemalt haben mochte, und es fragte vielleicht auch niemand danach. Und strebten die Blumen auch ein um das andere Mal hinauf, so zerfielen ihre Knospen und Blüten nach und nach oder konnten sich nicht entsinnen, wie es weiter ging. Merkwürdig zerfledderte

Gebilde hingen an Säumen, die keine Erde, keine Luft mehr fühlen mochten, die keinen Grund bekamen. In Fetzen hing das Rot, das Gelb, und die Blumen wurden von Woche zu Woche gesichtsloser, waren bald nicht mehr als umherirrende Stängel, eine Knospe suchend, welche sich jedoch im verzweifelten Stakkato der wühlenden, suchenden, nicht finden könnenden Erinnerung aufgelöst hatte in ein Rudel von Strichen oder Hieroglyphen, die alles bedeuten, alles umfassen mochten, oder aber auch nichts, und das blieb unbenannt.

Und während sie vor Kurzem noch im Garten gestanden hatten, um malend über die Pflanzen zu sprechen, die ihn bewohnten, wurden sie von Woche zu Woche mehr und mehr vertrieben und wurde der Garten verriegelt von einer unbekannten und unzähmbaren Macht oder Kraft, die das ausschloss, was sich doch zunächst noch hinein gestellt sehen wollte und hinein gestellt war, und nun aber dem Bild, den inneren Bildern gar, wer wusste das, einen Riegel vorschieben konnte, eine Kette von Worthülsen, Silben, die sinnsuchend über das Papier wanderten und auf etwas deuteten, das sehr weit weg war und nicht mehr zugänglich, das Wort Tulpe, das Wort Blume, der Name eines Ortes, eines Landkreises, Worte, die ein zunächst ins Symbolische gewendetes Bild immer chiffrenhafter werden ließen, eine Zeichnung, die an Gestalt verlor, die gleichsam zu verlieren schien, was zu bezeichnen war, die immer neu ansetzte und schreibend, Buchstaben malend suchte und nicht zu finden schien, was eigentlich gemeint war, in einer selbstbestätigenden Wiederholung gefangen, vielleicht aber auch in eine Kraft vertieft, die zu fliehen suchte, um das Zentrum zu leeren und zu reinigen, Chiffren, Worte, quer über das Papier gemalt, die die langsame Loslösung von der Welt der inneren Bilder zu bezeugen schienen, die ein Ausklinken, ein immer weiter voranschreitendes Ausklinken ins Bild setzte.

Jemand sagte etwas und ein anderer gab einen giftigen Kommentar und war wütend, jemand wollte berührt werden, jemand lief suchend umher und hatte alles andere vergessen, jemand sang, und jemand fühlte sich von dem Singen gestört, jemand klopfte in einem wandelnden Takt und jemand fühlte sich von dem Klopfen drangsaliert, und jemand malte ein Bild und jemand verhöhnte es, weil ein anderer es bewunderte, und jemand betrachtete ein Buch und jemand konnte es nicht fassen und jemand wiederholte und wiederholte den immer gleichen Satz und keiner reagierte und jemand fühlte und fühlte das immer Gleiche und fand keine Worte. Jeder Konsens war zerronnen. Jeder schien sich an den rettenden Gewohnheiten jedes anderen zu stoßen. Nur wenn die alten Lieder gespielt wurden, gab es ein Aufatmen, mündeten die Stimmen zuweilen in einen Chor, begann jemand zu tanzen und ging ein Raunen durch die Reihe. Dann gewannen die blauen Bilder an Tiefe. Und jemand malte ein Haus für alle. Auch für die Kinder.

Ob sie sich selbst noch finden konnten, wusste sie nicht, ob sie jemanden haben mochten, der nach ihnen zu suchen verstand, wie überhaupt sie zu suchen, zu finden sein konnten, probte sie nur. Sie waren womöglich immer rund gelaufen, jetzt aber zerstreut, überlebend, verwundet vielleicht, überrannt, tapfer, jene, die sich immer zu helfen gewusst hatten und immer selbst hatten helfen müssen, die sich zusammenzuhalten verstanden, zu halten wussten und nun jeden Zusammenhang zu verlieren schienen und die Wege zwischen den Inseln über oder unter dem ewigen Blau nicht mehr kannten. Sie malte, sie schrieb, die Buchstaben zerliefen, sie pflückten eine Blumengirlande aus dem Blau, ließen Baumwurzeln in die zerronnenen Bögen greifen, sie malten dem B, dem L, dem U, dem M, dem E Stängel mit Blättern, einen Stamm, einen

Winterbaum, wie vor dem Fenster, aber ein wenig grün aufgetupft, als wäre der Frühling nicht mehr fern.

Die Älteste oder Urälteste in der Runde sagte, dass sie keine Frau sei, das wiederholte sie, denn es gehörte nicht in die Vergangenheit, sondern in die Gegenwart; sie hatte fünf Kinder groß gezogen, oder waren es vier, sie wusste es nicht zu sagen, aber sie wollte rote Damenschuhe, mit hohen Absätzen auf ihrem Bild sehen, um in der Nacht zum Tanz zu gehen, nicht, um zu erleben, wie sie zurückgestoßen wurde auf etwas, das sie nicht ins Gefühl bekam, weil es sie überforderte und nicht, niemals ins Gefühl zu bekommen gewesen war, sondern sie eh und je, immer schon so weit zerdehnt hatte, dass sie wie zerrissen war und es nicht zusammenhalten konnte und es nur zusammengehalten hatte, weil niemandem ihre Zerdehnung aufgefallen war und sie durch sorgfältige Angleichung an das Erscheinungsbild ihres Umfeldes von ihrer Missbilligung hatte ablenken können. Sie hatte sich lieber an jenen orientiert, die es besser konnten und das, vielleicht, hatte mehr als alles andere das Überleben gesichert. Eingefügt in eine Tischrunde, die kleiner war als diese, kleiner oder größer und nun, nun, eingekapselt in einen zeitlosen Augenblick, ohne zu verstehen, wie sie in diesen hineingekommen war, ohne Vorstellung, in einem Moment jenseits der Zeiten, von Reminiszenzen an eine Vergangenheit, eine Gegenwart, eine Zukunft womöglich verkleidet. Ein Dreiklang, der in einen Ewigkeitsmoment mündet, in ein Blau, das von einer Ecke des Papiers zur anderen schnellt und nicht mehr ist als eine Farbe, eine Substanz, ein Trägermaterial mit einer Wirkung ohne jeden Bedeutungshorizont, ein beziehungsloses Blau, das an einer unsichtbaren Mauer kratzt und eine Hülle sucht.

Als die Schalen mit der blauen Farbe zurück auf den Wagen gestellt werden, ist das oberste Ordnungsprinzip die Wahrung eines maximalen Abstandes zwischen den einzelnen Behältnissen, der nun durch dazwischen gelegte Pinsel und Tücher verstärkt wird, und unter all dem Blau denkt sie, die nicht halb so alt ist wie jene, sich Fische, die sie vielleicht in der kommenden Woche wird malen können, Fische, die unter der Wasseroberfläche leben, vielleicht in ungewusster Tiefe, unter einem immensen Druck, vielleicht gar in jenen Tiefen, in denen sich unerforschte Gräben auftun und aufgeworfene Erdkrusten, dem Tageslicht entzogen, von einer verschwiegenen Gewalt künden, die in ein absolutes Dunkel getaucht ist, welches nur gelegentlich durchzogen wird von satten Blitzen oder fluoreszierenden Lichtern seltener Bewohner, die unerforschte Gewohnheiten haben, und gleichwohl sie jedem zufälligen Besucher nur rätselhaft, mystisch und befremdend erscheinen mögen, weil sie nie zuvor gesehen wurden, doch auf geheimnisvolle Art aufeinander abgestimmt sind und sich zu retten verstehen. Und sie überlegt, welches Tier sie wohl wäre an dieser Stelle, an der das sprichwörtliche Blau ein substanzielles Schwarz ist, ob sie Blitze schleudert oder mit einer seltsamen Leuchte vor der Stirn andere von ihrem gefräßigen Maul mit den nagelscharfen Zähnen ablenken möchte, oder ob sie der kleine Kugelfisch war, der sich transparent leuchtend um sich selbst dreht und kleine Eier oder Tränen, oder etwas, das so aussah, als sei es noch zu entfalten, in seinem Bauch gelagert hatte.

All das Blau nimmt sie mit in den Fahrstuhl, sie nimmt es mit nach oben und als der empor eilende Container seine Türen öffnet, beginnt es zu strömen und während sie in einer Nische die Schalen und Gläser spült, spürt sie, mit welchem Druck es nun in den Leitungen rauscht, es rauscht immer lauter und stärker, das Blau, es überwölbt jeden Handgriff, jede Geste, jeden Gedanken und jeden Schritt, es stülpt sich aus und bringt etwas fast zum Zerbersten und beginnt bedrohlich und unsteuerbar zu schwappen, als sie die Treppen hinabgeht, und als sie ihr Auto erreicht, um den Weg nach Hause zu finden, merkt sie, wie das Blau hinauszuströmen beginnt und immer weiter herausrinnt, und als sie, die Scheinwerfer eingeschaltet, die Straßen entlangfährt in der dunkelnden Stunde, quillt es immer weiter und weiter, und sie sieht, wie es sich in die Straßen ergießt, um das Leitsystem der Stadt zu ergreifen, wie es sich über die Frontscheiben der am Feierabend nach Hause Eilenden sprüht und von der Kanalisation nicht aufzuhalten ist und immer weiter emporsteigt, um in der frühen Dämmerung, die noch nichts von der Nacht weiß, an den Häusern empor zu kriechen, um nach dem herabsinkenden Himmel zu tasten und um Kunde zu tun von etwas, das einst unermesslich weit war und nun mittig zerrissen oder vergessen, und als sie ihre Schuhe vor der Wohnungstür auf der Fußmatte auszog, da wusste sie, dass sie es nicht würde abstreifen können, dass sie einzig allmählich dafür sorgen konnte, dass sich ein anderer Strom um diesen herum legte, spiralförmig voranschreitend, um sich vielleicht einzumischen, zusammengesetzt aus Zerstreutem, das, sich zusammenfügend, der Zeit den Puls zu geben verstand.

Und während sie ihre Kinder zu Bett brachte, entglitt ihr all dies wie selbstverständlich, und das Leben nahm sie mit, und sie dachte kaum daran, dass jene dasaßen, angefüllt mit einer Trauer, die nicht mehr hineinkam in die Gegenwart und niemals herauskam aus der Vergangenheit, eine Trauer, die in den Ohren schrillte, von einer unverstandenen Unwucht in Vibration versetzt, zum Klingen gebracht wie die permanente, endlose Steigerung eines Blau, das kein Zentrum kennt und keine Peripherie, ein Blau, aus dem die Ewigkeit gleichwohl längst ausgezogen war, das sich in einer Schieflage befand und dennoch himmelwärts strebte, auf ein fehlgestelltes Rad gelagert, weil das allzu Gewohnte dem Vergessen so nah war und das einmal Entfallene längst unkenntlich oder auch nur unnennbar in einem Vakuum zwischen allen Zeiten mehr und mehr zusammengepresst wurde.

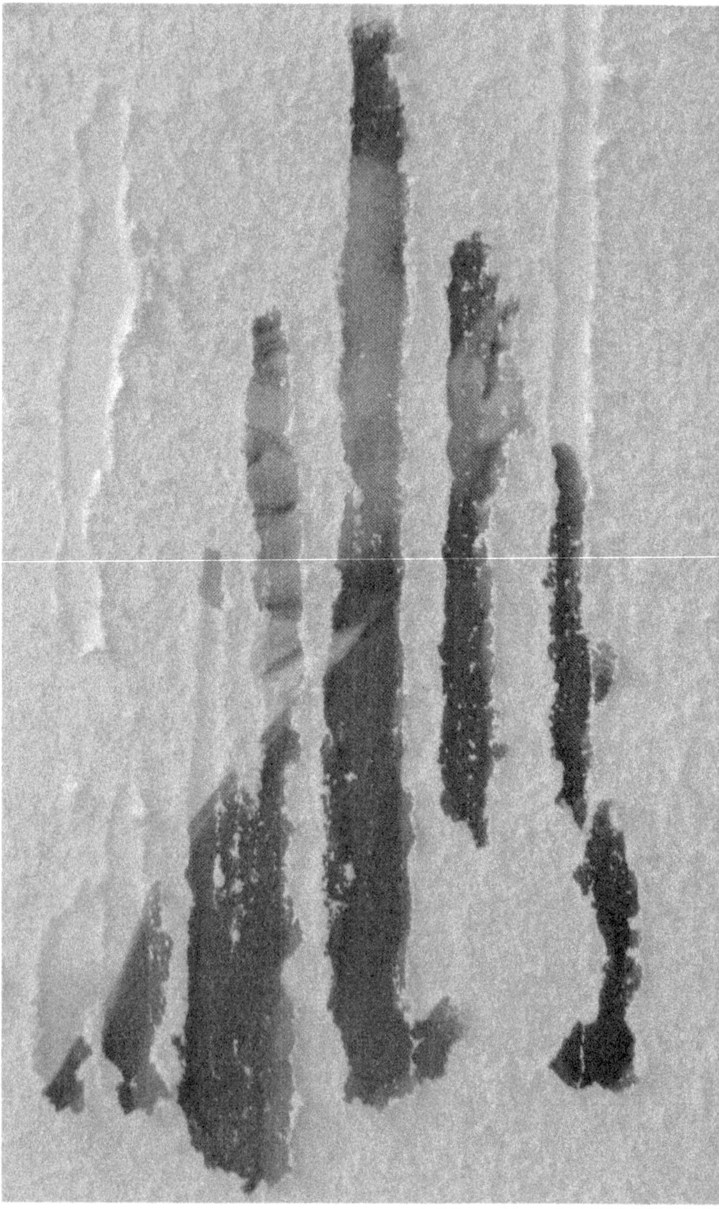

IX

Zerstörung und Konstanz

„Es tropft, es tropft in meinem Kopf.
Pause.
Es ist ein Herz, ein Herz in meinem Kopf.“ [124]

In den Bildern mancher Menschen, die demenziell erkrankt sind, häufen sich Buchstaben. Mitunter lässt sich beobachten, dass die gegenständliche, szenische Darstellung immer weiter zurücktritt und einer „Beschreibung“ weicht. Es wird dann keine Blume gemalt, sondern es wird „B-L-U-M-E“ geschrieben und jeder Buchstabe erhält einen Stengel und Blätter, als handele es sich um vielgestaltige bunte Knospen, nicht um Buchstaben. Zuweilen nähert sich die Darstellung an etwas an, das zwischen Schrift und Bildelementen kryptisch bleibt wie alte Hieroglyphen. Zeichen bedecken dann das Papier, fremd, aber möglicherweise nicht unbedeutend, rhythmisch, in Wiederholung, manchmal wie Ketten oder Zäune. Was hat es damit auf sich? Das Bezeichnete verschwindet wie hinter einen Zaun, entrückt in eine andere Welt, die dem Menschen vor dem Blatt nicht mehr offen zu stehen scheint. Der Verweiszusammenhang der Zeichenebenen wirkt zerfasert. Der innere

124 Beckett, Endspiel (1976), S. 113.

Zusammenhalt der verschiedenen Ebenen, die unser symbolisches Denken und sprachliches Handeln ausmachen, geht verloren. Geht er verloren oder war er nie vorhanden? Joachim Bauer konstatiert: „Als Reaktion auf eine Mangelversorgung in der Phase des frühen emotionalen (ikonischen) Erlebens und auf eine Überforderung und erzwungene Überanpassung (in der indexikalischen Phase) kommt es zu keiner gelungenen Integration der drei Zeichen-Ebenen der Beziehungsgestaltung. Die Patienten bleiben in der (indexikalisch-pragmatischen) Alltagskompetenz und Wirklichkeitskonstruktion auf der symbolischen Ebene schwach."[125]

Das ist zunächst nicht so leicht zu verstehen, dann aber sehr einleuchtend. Die drei Zeichenebenen, die Bauer als ikonisch, indexikalisch und pragmatisch beschreibt, kommen in der biografischen Entwicklung gemäß der kognitiven Reife zur Entfaltung. Veranschaulichen lassen sich die drei Ebenen sehr schön, wenn wir an alte ABC-Bücher[126] denken: In ihnen sind einem Bild ein Begriff und eine Geschichte zugeordnet. Unter dem Bild eines Hirten in einer Szenerie mit Schafen, Wiesen, Hügeln etwa ist das Wort „Hirte" zu lesen gefolgt von einer Geschichte, in der ein Hirte eine Rolle spielt, die einen Eindruck von den Aufgaben und der Lebenswelt eines Hirten vermittelt. Das Bild entspricht der Ebene des ikonischen Erlebens, der Begriff öffnet den indexikalischen Verweiszusammenhang, die Geschichte vermittelt den Handlungs- und Lebenszusammenhang, innerhalb dessen der Begriff Sinn ergibt. In der Demenz, so können wir wohl annehmen, bilden

---

125 Bauer, Wirklichkeitskonstruktion und Beziehungsgestaltung (2002), S. 175.

126 So etwa: ABC-Buch für kleine und große Kinder/gezeichnet von Dresdner Künstlern. Mit Erzählungen und Liedern von Robert Reinick, und Singweisen von Ferdinand Hiller. Vierte Auflage. Leipzig: Verlag Alphons Dürr 1876. Antiquarisch erhältlich in der Reihe der bibliophilen Taschenbücher. Dortmund 1978.

diese drei Ebenen keine zuverlässige Einheit: Das ABC-Buch ist zerfleddert, die Begriffe finden ihren Ort nicht, die Geschichten werden heimatlos, die Bilder werden namenlos.

Für Joachim Bauer geht der Zusammenhalt der drei Zeichen-Ebenen in der Demenz nicht einfach verloren, sondern war biografisch bedingt schon immer schwach, was jedoch durch Überanpassung kompensiert werden konnte. Das würde den Befunden Snowdons über die sprachliche Kompetenz der jungen Nonnen mit einem biografisch erwiesenen geringeren Demenzrisiko entsprechen: Je stärker die plastische, bildhafte Kraft der Darstellung, je lebendiger das Erzählen, das heißt je besser bildhaftes Erleben, sprachlicher Verweiszusammenhang und pragmatische Ausgestaltung miteinander verbunden sind, desto geringer ist das Risiko, an einer Demenz zu erkranken.

Von hier aus betrachtet wäre die Demenz Ausdruck einer Geste des Loslassens im Anschluss an eine lebenslange Überanstrengung, die darin bestand, ohne ausreichende Ressourcen auf der Ebene des ikonischen Erlebens, der szenischen Einbindung im Alltag, orientiert zu sein und zu funktionieren. Die Demenz wäre ein Rückzug von der Ebene des Bezeichnens, Ausdruck des Bedürfnisses, sich nicht mehr an vorgegebene Bedeutungsmuster anpassen zu müssen, die als fremd und aufgezwungen erlebt werden mögen. Die Demenz wäre in dieser Lesart ein Einwand gegen die Übermacht der indexikalischen Ebene von Sprache, ein Verlangen nach den eigenen inneren Bildern und Szenen, die aus dem sprachlich-denotativen Zusammenhang ausgeschlossen waren. Es gibt demenziell erkrankte Menschen, die eine sprühende, inspirierende Fantasie haben und sprachlich sehr kreativ werden. Eine Dame nannte mich einmal in Anbetracht der Farbschälchen, die ich mit mir führte, „die Frau Doktor mit den Gesundbaucherdbeeren".

Mit manchen Menschen kann man sprachlich sehr leicht auf eine spielerische Ebene gelangen. Manche machen sich einen regelrechten Spaß daraus, Elementen in ihrem Bild immer neue Bedeutungen, Wortschöpfungen zuzuschreiben und damit den Sinn ad adsurdum zu führen: Die Bedeutung entzieht sich der Sache und der einzige Sinn, den es dann gibt, ist, dass das kreative Spiel absurde Blüten treiben darf.

Das, was wir als Zerstörung wahrnehmen, als Verlust der Erinnerung, als Verlust der kognitiven Kompetenz, ist möglicherweise das Verlangen, an die eigenen inneren Bilder anknüpfen zu dürfen und nicht nur abstrakt zu denken, abstrakt zu lernen. Es ist vielleicht Ausdruck des Wunsches, auch ohne Anpassungsleistung eine Einbettung in die Lebenszusammenhänge zu finden, das Verlangen nach einer eigenwilligen kreativen Geste, die keinem vorgegebenen Format folgt, sondern ihren eigenen Ausdruck im Zusammenspiel mit der Umwelt finden möchte — der Wunsch nach einer bewohnbaren Sprache, nach Vorstellungen, die mit Leben gefüllt sind, nach eigenen und eigensinnigen Formulierungen.

Unmittelbarkeit und Differenz

Eine Dame, die immer gerne gemalt hat und ihre Umgebung mit den Bildern von Blumen beglückte, war eines Tages hilflos angesichts der Aufgabe, die sich ihr stellte: An ihrem Platz im Atelier stand vor dem Malbrett mit den Malutensilien eine Vase mit Blumen. Ein gewohntes Arrangement. Sie aber konnte nichts mehr damit anfangen. Immer wieder nahm sie einzelne Blumen aus der Vase, legte sie auf das Papier, strich sie glatt, sah mich an und äußerte gestisch ihre Verzweiflung. Ich glaube, sie war mit dem erschütternden Problem beschäftigt, nichts mehr zu Papier bringen zu können. Plötzlich war ihr der Zusammenhang von Vorbild und Abbild, Zeichen und Bezeichnetem verloren gegangen und sie konnte ihre Not nicht verbal artikulieren.

Offensichtlich wollte sie die konkrete Blume *unmittelbar* auf das Papier bringen, der Vorgang des Abbildens war ihr entfallen, wie ihr überhaupt der Unterschied zwischen dem Gegenstand und der Vorstellung entfallen zu sein schien. Dieser Vorgang könnte auch ein Verlangen nach Unmittelbarkeit zum Ausdruck bringen. Wenn das so ist, dann geht an dieser Stelle das Verlangen nach Unmittelbarkeit mit der Zerstörung einer produktiven Differenz einher, einer Differenz, aus der eine Mitteilung in Form einer bildlichen oder sprachlichen Darstellung zuallererst hervorgehen könnte. Die produktive Differenz, die den Verweiszusammenhang im bildgebenden oder sprachlichen Kontext ermöglicht, ist angewiesen auf einen verlässlichen Bezugsrahmen im Verhältnis von Ich und Welt. In dem beschriebenen Augenblick, in dem es nicht mehr möglich war, etwas zu Papier zu bringen, zeigt sich meines Erachtens ganz deutlich, wie sehr es einem Menschen an der inneren Haltekraft fehlen kann, die ihn ermächtigen würde, sich in der Welt zu beheimaten: Hier tritt das Unvermögen auf, überhaupt Vorstellungen, Symbole, Mitteilungen bilden zu können. Das ist mehr als erschreckend. Das Erschreckendste aber daran ist, dass es in unserer Hand liegen würde, dieses Unheil abzuwenden, indem wir den Beginn des Lebens hinreichend schützen und stützen, oder es einzudämmen, indem wir die zwischenmenschlichen Wärmekammern, in denen lebendige Erfahrung und Erinnerung ihre Flügel ausbreiten kann, erhalten.

Alle unsere Erfahrungen, selbst die, die uns als unmittelbare Erfahrungen erscheinen, sind letztendlich etwas Vermitteltes, vielleicht sind gerade die Erfahrungen, die sich in unserem Erleben als etwas Unmittelbares darstellen, auf ganz besondere Weise vermittelte Erfahrungen, Erfahrungen, die wir unserem bereits vorhandenen Erinnerungsschatz, unserem kontinuierlichen inneren Erleben besonders gut assimilieren können. Die Philosophin Judith Butler spricht im Rekurs auf Hegel davon, dass es keine unvermittelte Beziehung zum „Jetzt" geben könne, da es immer einen Unterschied zwischen dem Zeitpunkt des Bezeichnens und der Zeit des Bezeichneten gibt. „Auf diese Weise", so Butler, „verfehlt Sprache immer ihren Gegenstand — und muss ihn verfehlen, um überhaupt auf jene Zeit Bezug nehmen zu können."[127] Sprache also ist in gewisser Weise immer ein Akt der Verspätung, des Verfehlens. Es könnte wichtig sein, an dieser Stelle über diesen Aspekt der Verfehlung, des Verlustes von Unmittelbarkeit, der der Sprache selbst innewohnt, nachzudenken, denn gerade wenn es um das Ende des Lebens geht, das wir alle nicht denken können, wäre es naheliegend anzunehmen, dass die Bedeutung von Sprache und der ihr innewohnende, hinkende Verweiszusammenhang, der unsere Erfahrung von Kontakt paradoxerweise zu begünstigen vermag, in eine akute Krise geraten. Judith Butler schreibt: „[...] tatsächlich ist das ‚Ende', wenn wir es benennen können, bereits vorüber, das heißt der Zeitpunkt des Bezeichnens führt über das Ende hinaus in eine andere Zeitebene; wenn es benannt und angezeigt werden kann, erweist sich das Ende als gar nicht so endgültig. Wie wir diese Zeit benennen, die das Ende überschreitet, ist unklar. Falls es ein linguistisches Verfahren gibt, diese Zeit anzuzeigen, wird es innerhalb einer Wahrnehmung des Verspätetseins operieren. Und sollten wir

127 Judith Butler; Fühlen, was im anderen lebendig ist: Hegels frühe Liebe, dOCUMENTA (13), Nr. 066, S. 23.

vermuten, dass dies eine Frage der Traurigkeit darstellt, eine Art von Traurigkeit, die das Bezeichnen impliziert, liegen wir möglicherweise richtig."[128]

Angesichts des Versuches jener Dame, eine Blume, die sie vor Kurzem noch hätte malen können, ratlos auf ihr Papier zu drücken und nicht mehr zu verstehen, was nun zu einem Ende gekommen ist, wurde ich von einer Traurigkeit überfallen, die mit der hier von Butler beschriebenen Traurigkeit in einem Zusammenhang stehen könnte. Die Demenz konfrontiert uns mit der Endlichkeit von Sprache, offenkundig kann aber auch das Vorstellungsvermögen selbst an Grenzen stoßen. Wer überhaupt können wir sein, wenn alles zerrinnen kann? Wie bildet sich Erinnerung, wie bildet sich mentale Substanz? Wo sind wir, wenn es nicht mehr möglich ist, Vorstellungen zu bilden?

Wie bildet sich mentale Substanz?

Das Ich, so sagt es Steiner, wird von der Erinnerung getragen. „Was wäre uns die Außenwelt mit ihren immer sich erneuernden Eindrücken, mit alledem, was sie allerdings in Lebhaftigkeit gibt, was wäre sie uns, wenn wir nicht in der Lage wären, anzuknüpfen an dasjenige, was als neue Eindrücke kommt, an das Erinnerte! Und nicht zuallerletzt darf man sagen: Ja, alles Lernen besteht zum Schlusse darinnen, dass das Neue, das an den Menschen herangebracht wird, angeknüpft wird an das, was er schon in seinen Erinnerungen trägt."[129]

Die neurobiologische Forschung würde ihm zustimmen: „Das Gedächtnis verleiht unserem Leben Kontinuität, indem

128 Ebd., 23f.
129 Steiner [1924], Anthroposophie (1994), S. 149.

es uns ein zusammenhängendes Bild der Vergangenheit liefert, das unsere aktuellen Erfahrungen ins Verhältnis rückt", so Eric Kandel. „Das Bild mag nicht vernünftig oder exakt sein, aber es überdauert. Ohne die bindende Kraft des Gedächtnisses würde die Erfahrung in ebenso viele Bruchstücke zersplittern, wie es Momente im Leben gibt. Ohne die geistige Zeitreise, die das Gedächtnis ermöglicht, wären wir uns unserer Geschichte nicht bewusst, könnten wir uns nicht an die Freuden erinnern, die uns als Leuchtturmmarkierungen unseres Lebens dienen. Wir sind, wer wir sind, auf Grund dessen, was wir lernen und woran wir uns erinnern."[130]

Wenn das Ich von der Erinnerung getragen ist und im Zuge der Lebenserfahrungen wie ein Baum wächst, wie ein Stamm, um dessen Mitte herum sich immer mehr Substanz in Ringen legt, die die Wachstumsprozesse in die Höhe und Weite unterstützen, das Plastische, Raumgreifende herauszubilden — dann haben wir es in der Demenz mit einem Ich zu tun, das diesen nährenden lebendigen Prozess entbehrt, möglicherweise von allem Anfang an, sodass das ABC des Lebens immer nur provisorisch zusammengehalten werden konnte, die Geschichten sich nicht beheimaten konnten, die Begriffe äußerlich und die Bilder womöglich isoliert blieben.

Wenn der innere Zusammenhang der Zeichenebenen geschwächt ist, so ließe sich denken, führt ein Loslassen der ordnenden Autorität der Gedanken zu einem Abdriften in szenische Zusammenhänge der Erinnerung. Szenen tauchen aus der Erinnerung auf, doch das Ich kann sich darin selbst kaum als Ich erleben. Davon war zuvor die Rede. Vielleicht lässt sich sagen, dass das Aufgeben der Anpassung zunächst

---

130 Eric Kandel im Gespräch mit Petra Seeger. Seeger, Auf der Suche nach dem Gedächtnis, Film DVD (2008).

eine Desorganisation bewirkt, ein Abtauchen in Gefilde, in denen Empfindungen, Erinnerungen weder kognitiv noch emotional integriert sind, in denen das Ich wie verloren ist. Mit diesem verlorenen Ich haben wir es in der Demenz zu tun, mit einem Ich, dass seinen Empfindungen weitgehend ungeschützt und haltlos ausgeliefert ist. Aber genau das scheint mir der Ort zu sein, von dem aus seelisch-emotionale Integration überhaupt potenziell — wenigstens vorübergehend — gelingen kann. Erinnerung nämlich ist zunächst kein klarer Vorstellungsinhalt, sondern spielt sich auf einer Ebene der Empfindung ab, die diffus sein kann.

Erinnerung ist immateriell

Erinnerung ist flüchtig: Sie hat die Tendenz, sich unserem souveränen Zugriff zu entziehen. Sie fliegt uns an, sie kann uns plötzlich überfallen oder uns abhandenkommen, sie drängt sich auf, manche Erinnerungen werden wir nicht mehr los, andere entgleiten uns. Ich denke, dass wir dieses Erleben mit demenziell erkrankten Menschen durchaus teilen. Die Vergangenheit besucht uns als Erinnerung. Die Erinnerung ist immateriell, sie kann den Dingen anhaften oder plötzlich anhand eines Gegenstandes wiederaufleben — sie wohnt jedoch nicht in den Dingen, sondern in unserer Empfindung.

Möglich ist, dass uns aufgrund einer Sache, eines Geschehnisses, eines Ortes eine Erinnerung aufkommt, die jedoch weder zu benennen ist noch zuzuordnen; sie bleibt im Vagen, Ungefähren — wie vielleicht ein Mensch, den wir zufällig treffen und der, ohne dass wir einordnen können, woher wir ihn kennen, in uns eindeutige Gefühle von Verbundenheit, Sympathie oder Abneigung auslösen kann. Prousts Erzähler beschreibt seinerseits das plötzliche Glücksgefühl, das ihn beim Genuss einer Tasse Tee und eines Gebäckstücks, einer Madelaine, überfällt: „Es vollzog sich damit in mir, was sonst die Liebe vermag. Gleichzeitig aber fühlte ich mich von einer köstlichen Substanz erfüllt, oder diese Substanz war vielmehr nicht in mir, sondern ich war sie selbst. Ich hatte aufgehört, mich mittelmäßig, zufallsbedingt, sterblich zu fühlen — woher strömte diese mächtige Freude mir zu?"[131]

Erinnerung, eine flüchtige Angelegenheit, wurzelt in Empfindungen, vagen Vorstellungen; sie ist immateriell, gleichwohl substanziell. Die Erinnerung wird nicht von Empfindungen begleitet, sie scheint in der Empfindung zuallererst aufzuleben und von hier aus allmählich Substanz oder gar Gestalt gewinnen zu können. Die Vorstellung ist jedoch nicht das Primäre: „Es ist ganz offenbar, dass die Wahrheit, die ich suche, nicht in ihm (dem Schluck Tee) ist, sondern in mir. Er hat sie dort geweckt, aber er kennt sie nicht und kann nur auf unbestimmte Zeit und mit schon schwindender Stärke seine Aussage wiederholen [...]."[132]

Wieder und wieder versucht der Erzähler die Erinnerung ins Bewusstsein zu rufen, ein inneres Bild zu finden, das mit seinen Gefühlen korrespondiert, doch er findet es zunächst nicht. Das aktive Erinnern möchte nicht gelingen. Auch das ist etwas, das wir kennen und mit allen anderen Menschen teilen. Manchmal erinnern wir, was wir suchen, erst, wenn wir aufhören, uns zu konzentrieren und an etwas beliebig anderes denken. Die innere Zerstreuung kann, so wissen wir, ein guter Nährboden der Erinnerung sein. Demenziell erkrankte Menschen sind den Gefilden, in denen Erinnerungen keimen,

---

131 Proust, Auf der Suche nach der verlorenen Zeit, Band I: In Swanns Welt (1974), S. 108.
132 Ebd., S. 109.

nicht ferner, sondern näher als Menschen, deren alltägliches Innenleben primär von handlungsleitenden Vorstellungen geprägt ist. Sie sind den Er-Innerungen, den Empfindungen und Gefühlen, den vagen Vorstellungsbildern nah und zugleich hilfloser ausgeliefert. Das Problem in der Demenz betrifft nicht den Zugang zum Reservoir der Erinnerungen, sondern die Fähigkeit der Konstruktion von klar abgegrenzten Vorstellungen, die aus dem diffusen Empfinden hervortreten können.

Erinnerung ist schöpferische Wahrnehmung

„Ich setze die Tasse nieder und wende mich meinem Geiste zu. Er muss die Wahrheit finden. Doch wie? Eine schwere Ungewissheit tritt ein, sooft der Geist sich überfordert fühlt. Wenn er, der Forscher zugleich die dunkle Landschaft ist, die er suchen soll, und wo das ganze Gepäck, das er mitschleppt, keinen Wert für ihn hat. Suchen? Nicht nur das. Schaffen! Er steht vor einem Etwas, das noch nicht ist und das doch nur er in seiner Wirklichkeit erfassen und dann in sein eigenes Licht rücken kann. Wieder frage ich mich, was das für ein unbekannter Zustand sein mag, der keinen logischen Beweis, wohl aber den Augenschein eines Glückes mit sich führte, einer Wirklichkeit, der gegenüber alle anderen verblassen."[133]

Wie das Denken kann auch die Erinnerung als etwas verstanden werden, das wir selbst erschaffen, das nicht voraussetzungslos zugänglich ist, als ein Gegenstand unserer Aufmerksamkeit, der, einmal in das Licht des Bewusstseins getaucht, nicht mehr verloren gehen kann. Vielmehr ist die Erinnerung etwas, das sich erst dann bildhaft aus der Empfindung

133 Ebd.

herauszuschälen beginnt, das erst plastisch und bildhaft wird, wenn wir es zu erkennen suchen. Wir suchen sie nicht, sagt Proust, wir schaffen sie. Die Demenz zeigt, wie schwierig es sein kann, diese Ebene der Konstruktion von Vorstellungsbildern zu erreichen, Erinnerung als einen abgegrenzten Gegenstand der Betrachtung zu formulieren; gerade wenn die Vorstellungen, die Erinnerungsbilder, aufsteigen, können diese von dem demenziell erkrankten Menschen häufig nicht mehr von der aktuellen Umwelt unterschieden werden: Es entsteht ein szenischer Erinnerungsbezug, kein denotativer, der sich versprachlichen ließe. Das ist ein Effekt der oben geschilderten ABC-Buch-Zerfledderung. Das Problem des zerfledderten ABC-Buches ist, dass der Zusammenhang verlorengegangen ist oder nicht mehr hergestellt werden kann, gleichwohl die Geschichten, die Bilder, die Begriffe vorhanden sind. Die Ebene der Empfindung ist die Ebene, die Bilder, Geschichten und Begriffe zusammenhalten kann, um den verlorenen Zusammenhang aufzuspüren.

Auch in Prousts Erzählung ist es die Empfindung, die jenem träumerischen Schwellenzustand entspricht, der die vage Erinnerung bergen und heben kann, aus dem heraus die Vergangenheit lesbar, erkennbar, bildhaft, plastisch werden kann. Hier wird sie im Lichte der Gegenwart gelesen, wird zu einer erinnerten Geschichte, einer erlebten Szene, einer benennbaren, erzählbaren, bedeutsamen Geschichte. Erinnerung ist etwas, das wir selbst bilden. Die jeweilige Lesart der Vergangenheit kann Verzerrungen, Verdichtungen, Fehlinterpretationen enthalten. Erinnerung ist wandelbar, sie wird stets nachträglich hergestellt,[134] was nicht bedeutet, dass sie ein bloßes Konstrukt

134 Vgl. Erdheim 1993.

sei. Sie knüpft an Erlebtes an, aber sie enthält das ursprüngliche Erlebnis nicht als solches. Dieser Verlust der Unmittelbarkeit gehört zur Erinnerung dazu. Erinnerung fliegt uns an, sie ist flüchtig und mag weh-mütig stimmen. Das Vage, Ungefähre, Wandelbare der Existenz gehört zum Erinnern dazu. Trotzdem ist die Erinnerung ein schöpferischer Akt, der in der Zeitperspektive Dauer herstellt. Obwohl sie stets fragmentarisch bleibt, verleiht sie uns Dauer in Raum und Zeit.

„Man kann leicht wissen, dass diese Erinnerung, die Summe der Erinnerungen, die wir in uns tragen, eigentlich ein Fragment ist. Man hat im Laufe des Lebens so manches vergessen, aber es gibt Augenblicke des Lebens, manchmal gerade krankhafte Augenblicke des Lebens, wo längst Vergessenes wieder heraufkommt. Und insbesondere sind es die Augenblicke, in denen der Mensch sich dem Tode naht, wo mancherlei, was schon ganz ferne seiner bewussten Erinnerung war, auftaucht. Sterbende alte Menschen erinnern sich plötzlich an Dinge, die längst aus ihrer bewussten Erinnerung geschwunden waren. Und wenn man den Traum, der ja auch anknüpft an die Erinnerung, wirklich intim studiert, so findet man durchaus, dass im Traume Dinge auftauchen, die man ganz gewiss erlebt hat, an denen man aber unaufmerksam vorübergegangen ist. [...] Und so kommt man nicht darauf, dass eben die bewusste Erinnerung nur ein Fragment desjenigen ist, was wir in uns aufnehmen, und dass wir eigentlich in derselben Form, nur gleich ins Unterbewusste hinein, vieles vom Leben aufnehmen und dann innerlich verarbeiten."[135]

Steiner markiert hier dreierlei: Ein Reservoir der unbewussten Erinnerungen, fragmentarische bewusste Erinnerung sowie den Traum als Zwischenreich, das sowohl dem

135 Steiner [1924], Anthroposophie (1994), S. 150f.

Unbewussten als auch dem Bewusstsein offen steht. Die Erinnerung erscheint hier als ein Reservoir, das vom Licht des Bewusstseins partiell erfasst, aber nicht durchdrungen werden kann. Trotzdem, so setzt Steiner hinzu „[...] die Erinnerung macht den wichtigsten, den weitaus umfassendsten Teil des Innenlebens des Menschen während seines Erdendaseins aus".[136] Diese Erinnerungen müssen nicht bewusst werden, um wesentlich — oder wesenhaft — zu sein. Sie können ganz in der unbewussten Empfindung bleiben. Proust:

„[Sie] ... waren versunken oder sie hatten in tiefen Schlummer versenkt ihren Auftrieb verloren, durch den sie ins Bewusstsein hätten emporsteigen können. Aber wenn von einer früheren Vergangenheit nichts existiert nach dem Ableben der Personen, dem Untergang der Dinge, so werden allein zerbrechlicher aber lebendiger, immateriell und doch haltbar, beständig und treu Geruch und Geschmack noch lange wie irrende Seelen ihr Leben weiterführen, sich erinnern, warten, hoffen, auf den Trümmern alles Übrigen und in einem beinahe unwirklich winzigen Tröpfchen das unermessliche Gebäude der Erinnerung unfehlbar in sich tragen."[137]

„Das unermessliche Gebäude der Erinnerung", so Prousts Erzähler, kann aufsteigen aus einer Tasse Tee, einem Tropfen, einem immateriellen Duft oder Geschmack. Genau diese Immaterialität der Erinnerung ist das Substanzielle. Erinnerung ist ein mentaler Vorgang, der weder willkürlich noch unwillkürlich vonstatten geht. Er wurzelt in einem Bereich der träumerischen Aufmerksamkeit, in dem die kreative Geste der Neigung entspricht, die Dinge einfach geschehen zu lassen.

136 Ebd., S. 149.
137 Proust, Auf der Suche nach der verlorenen Zeit, Band I: In Swanns Welt (1974), S. 111.

Denn es sind nicht die bewussten Erinnerungen substanziell. Gerade die bewussten Erinnerungen sind häufig die, die hülsenhaft und inhaltsleer werden, die in das Anekdotische abgleiten. Wir alle kennen die immer wieder erzählten Erinnerungen, die auf Familienfesten ihren festen Platz haben mögen, den Prozess lebendigen Erinnerns zuweilen jedoch eher hemmen als fördern, die eher wie ein Stellvertreter sind für eine Erfahrung, die uns vielleicht gar nicht mehr zugänglich ist, jedoch umso lauter beschworen werden muss.

Verloren gehen, so scheint es, können also nicht die Erinnerungen, verloren gehen kann unser Erinnerungsvermögen. Wenngleich die Frage, wie Erinnerungen überhaupt substanziell werden und Vorstellungen sich bilden, eine spannende Frage ist, deren Beantwortung hier sicher nicht geleistet werden kann, könnte es wichtig sein, festzuhalten, dass zuallererst nicht die Erinnerungen substanziell sind, sondern das Erinnerungsvermögen. Gerade die hartnäckigsten, bewussten und immer wieder hervorgeholten Erinnerungen verschleiern mitunter, dass dieses Vermögen bereits schadhaft geworden ist und die Tür zu dem Reservoir unserer Erinnerungen uns nicht uneingeschränkt oder nur partiell offen steht. „Wir tragen sozusagen als den erarbeiteten Schatz aus unseren Erlebnissen die Erinnerungen mit uns. Und wenn uns irgend etwas in krankhaften Fällen [...] verlorengeht von diesen Erinnerungen, dann ist das ein Schadhaftwerden unseres Ichs selber."[138] — so fasst es Rudolf Steiner.

Es kann auch das genaue Gegenteil sein: Gerade die Zerstörung der bewusst gehaltenen, gesetzten Erinnerung kann die schöpferische Kraft des Erinnerungsvermögens befreien.

---

138 Steiner [1924], Anthroposophie (1994), S. 148.

Zerstörung als schöpferischer Akt

Sich auszuklinken, die Gegenwart zu unterwandern, alles Gewohnte zu vergessen, hat in der Erzählung *Small World* von Martin Suter eine detektivische Funktion: Der Verlust der Gegenwart deckt die überlagerte Erinnerung auf, die allein die wahre Identität des demenziell erkrankten Konrad Lang enthüllen kann. Indem Konrad Lang mit den Mitteln der Kunst weit zurückliegende Geschehnisse ins Bild setzt, wird für seine Umwelt transparent, wer er wirklich ist — nämlich nicht der, für den ihn alle gehalten haben. Er wurde als Kind vertauscht. Es mag zynisch anmuten, dass — wie Suter dies in seiner Erzählung entwirft — die Demenz einerseits das Anknüpfen an tiefe, emotional bedeutsame Erinnerungen ermöglicht, andererseits aber die faktische Aufdeckung der wahren Herkunft nicht mehr identitätsstiftend werden kann. Für Konrad Lang kommt die Erinnerung zu spät. In seiner inneren Vorstellungswelt kann sie nicht mehr bewusstseinsbildend wirken. Die frühen Erinnerungen sind nicht formulierbar, weil dem demenziell erkrankten Menschen die sprachlichen Symbolisierungsprozesse nur eingeschränkt zur Verfügung stehen. Sie können trotzdem Potenzial entfalten, wenn die Umwelt sie anerkennt.

Was Martin Suter in seiner Erzählung allegorisch formuliert, ist möglicherweise ein zentrales Dilemma der demenziellen Erkrankung: Die Demenz führt zurück zu einer frühen Ebene der Erinnerung, zu denjenigen Szenen und Erlebnissen, die keinen Einlass in eine lebendige Identität finden konnten, in denen das Ich nicht Fuß zu fassen vermochte, die sich nicht mit Begriffen verbinden ließen, die nicht als Geschichten überlebten oder als Bild gefasst werden konnten. Jan-Pieter van der Steen schreibt: „Ganz am Ende seines Lebens wird dem Demenzkranken die Chance geboten, den Elfenbeinturm des Denkens zu verlassen und sich in jene Teile der Seele zu begeben, die bereits früher entwickelt worden sind, zum Beispiel die Empfindungsseele. [...] Diese Empfindungsseele kann für den Demenzkranken zu einem neuen Ausgangspunkt werden, beispielsweise bei künstlerischen Aktivitäten wie dem Malen oder bei Museumsbesuchen."[139] Obgleich ich van der Steen grundsätzlich zustimme, geht es mir fast zu weit, von einem „neuen Ausgangspunkt" zu sprechen, denn eine handlungsleitende Veränderung im Verhältnis von Innen- und Außenwelt ist für den demenziell erkrankten Menschen faktisch kaum mehr möglich. Er ist vielmehr darauf angewiesen, dass das Umfeld durch seine Einstellung, Haltung und seine Umgangsformen etwas zur Verfügung stellt, das das Verhältnis von Innen- und Außenwelt in seinem Empfinden zurechtrückt und befriedet. Hierfür bietet Suters Erzählung ein gutes Beispiel: Es ist die schöpferische Geste, die dem entsunkenen Innenleben des Protagonisten der Erzählung Wirklichkeit verleiht, auch wenn sie einen sehr kleinen Spielraum hat und für ihn nicht mehr bewusst vollzogen werden kann. Diesen Rahmen zur Verfügung stellen kann gleichwohl nur das Umfeld. Von hier aus entfaltet sich die Wärme, in der ein Mensch sich willkommen und wirklich fühlen kann, so fragmentarisch seine Äußerungen auch sein mögen.

Im Umgang mit demenziell erkrankten Menschen müssen wir uns jedoch darauf einstellen, dass die schöpferische Geste primär nicht als eine Geste empfunden wird, die im Einklang mit ihrer Umwelt besteht. Nicht selten ist sie von aggressiven

139 Van der Steen, Demenz und Altersverwirrtheit (2009), S. 9.

Äußerungen begleitet. Nicht selten auch wirkt sie zunächst weniger produktiv als zerstörerisch, wie bereits im Beispiel vom Nesteln anklang. Viele Äußerungen könnten als störend oder destruktiv erlebt werden. Sie sind möglicherweise jedoch ein Ausdruck des Wunsches, in der Tiefe in ein Einvernehmen mit der Umwelt zu gelangen, ein Einvernehmen, das mitunter ein Leben lang schmerzlich vermisst wurde. Es erscheint mir äußerst plausibel, dass ein Mensch, der ein Leben gut angepasst gemeistert hat, spontane, schöpferische Gesten nicht ohne Gefühlsambivalenz, ohne Beimischung von Wut oder Zorn erleben kann. Diese Gefühlsambivalenz muss sich äußern dürfen. Das kann unterschiedliche Formen annehmen.

Ein Haus für alle

Frau Eden, so sagte man mir, habe immer gerne gemalt. Als ich ihr das erste Mal begegne, sitzt sie am Kopf der Tafel. Sie reagiert nicht auf meine Begrüßung, beginnt sich jedoch heftig zu beschweren, als ich mich anderen zuwende. Aus ihren Äußerungen entnehme ich, dass sie sehr verärgert ist, da ich sie niemals würde malen lassen. Alle anderen dürften malen, nur sie dürfe das nicht. Woche für Woche biete ich ihr Papier und Malutensilien an und stoße auf heftige Ablehnung. Mitunter werde aber auch mit den Worten empfangen: „Die schon wieder. Immer kommt sie mit ihren Farben und weckt mich. Immer werde ich aus dem Bett herausgerissen und muss malen." Ich werde beschimpft und versuche, die Äußerungen aufzunehmen, zu benennen, zu spiegeln und grundsätzlich freundlich und zugewandt zu bleiben. Ich versuche die Wut, den Unmut, die Ablehnung von Frau Eden zu verstehen. Ich erfahre, dass sie ein sehr enges Verhältnis zu meiner Vorgängerin hatte.

Ich nehme an, dass sie mit dem Wechsel nicht einverstanden ist, zumindest auf diffuse Art verunsichert ist, in ihren Gewohnheiten gestört und infolgedessen mit dem Malen nicht einfach weitermachen kann wie bisher.

Nach einigen Wochen jedoch greift sie zu Pinsel und Papier. Ich lasse sie weitestgehend in Ruhe, versuche jedoch vorsichtig mit ihr in Kontakt zu kommen. Als ich am Ende der Stunde neben ihr stehe, sagt sie mit Blick auf ihr Bild: „Wir können ja etwas drauf singen." „Was möchten Sie singen?", frage ich sie. Sie stimmt das Lied von den Königskindern an, den beiden, die nicht zueinander kommen können, weil das trennende Wasser zu tief ist, und alle singen mit. Von diesem Tag an hat Frau Eden eine wichtige Position in der Gruppe. Nachdem unser Verhältnis geklärt ist, so meine Wahrnehmung, sortiert sich die ganze Gemeinschaft, die am Kaffeetisch zum Malen zusammenkommt, neu. Eine Erleichterung für alle, eine Orientierung für alle. Und genau das hat sie gemalt: Ein Haus für alle, eines, in dem alle wohnen können, auch die Kinder, wie sie sagt.

Solche Stunden sind Sternstunden. Aggressionen können sich auf vielfältige Weise äußern, nicht alle können so erfolgreich integriert werden wie in dem beschriebenen Beispiel, nicht alle äußern sich auf der Ebene der Interaktion. Wachsamkeit ist gefragt.

Es erscheint mir — gerade in anthroposophischen Kontexten — wichtig, darüber nachzudenken, dass Aggression einer schöpferischen Geste beigemischt sein kann und darf. Ich denke, dass Aggression ein Versuch ist, etwas in dem Verhältnis von Innen- und Außenwelt im Empfinden zurechtzurücken. Häufig ein sehr hilfloser Versuch, was damit zusammenhängen mag, dass spontane Impulse ein Leben lang vorsorglich kanalisiert werden mussten, bevor sie das Licht der Welt erblicken durften. Insofern verstehe ich Aggression nicht als einen gegen die Umwelt gerichteten Impuls, auch wenn er zunächst so erscheinen mag, sondern als Ausdruck eines diffusen Unbehagens, eines inneren Spannungszustandes, der möglicherweise mit tieferliegenden Schuldgefühlen in Bezug auf das eigene Handeln im Verhältnis zur Umwelt zu tun hat, die aus der Biografie erwachsen und mit der aktuellen Situation selten zu tun haben. Insofern können gerade Aggressionen ein Ausdruck von Besorgnis, Unsicherheit oder gar Angst sein. Sie bedürfen unserer besonderen Aufmerksamkeit und Zuwendung.

Die Seele wohnt im Dazwischen

Die Kunst im Umgang mit Demenz kann Papier, Stift und Pinsel gebrauchen, sie selbst aber bezieht ihre Substanz aus der Immaterialität der Begegnung selbst. Wenngleich wir mit Rollwagen, Malfarben und allerlei Dingen an einen Tisch mit demenziell erkrankten Menschen treten mögen, ist doch der Stoff, mit dem wir arbeiten, ein anderer. Er besteht in dem Verhältnis, das wir stiften, in der inneren Haltung, die wir annehmen, und dem Umgang, den wir pflegen. Wir brauchen einen immateriellen Werkbegriff, wenn wir über die Kunst im Umgang mit Demenz sprechen möchten. Allein ein solcher kann plastisch werden lassen, was Not tut.

Wenn wir uns vor Augen halten, dass der soziale Raum, den wir Kindern am Beginn ihres Lebens bieten, ein Erfahrungsraum ist, der verinnerlicht wird und mithin ihre Wahrnehmung von sich selbst im Austausch mit der Welt sowie die Möglichkeiten und Grenzen ihrer Selbsterfahrungen und Lebensäußerungen wesentlich prägt, dann können wir verstehen, dass am Ende des Lebens ein gegenläufiger Prozess stattfindet, eine Veräußerung des Verinnerlichten, die wir Exkarnation nennen mögen. Sie bietet Möglichkeiten, auf das seelische Erleben einzuwirken, wenn wir uns den Menschen behutsam in dem Bewusstsein nähern, dass die seelische Empfindung ihren Ursprung in der Beziehung zwischen den Menschen hat, ihre Nahrung hier findet und hier verwurzelt ist. „Vielleicht ist die Seele sogar in der Interaktion. Und vieles scheint zwischen den Subjekten stattzufinden, nicht einfach in ihnen" — so der Philosoph Harald Welzer.[140] Wenn am Anfang des Lebens das seelische Erleben wesentlich von der frühen Umwelt und den hier gebahnten Interaktionen abhängt, und das Ich sich im Laufe des Heranwachsens allmählich aus dem Erleben, den Szenen, in die es eingebunden ist, heraus differenzieren kann, so zieht am Ende des Lebens — so scheint es mir — die Seele umgekehrt wieder in den Umkreis ein und lässt das Ich gehen. Die Empfindungsseele bildet, so wurde bereits gesagt, dieses frühe Reservoir an Zwischenmenschlichkeit, mit all seinen Ressourcen, Widersprüchen, Verlusten, Mängeln und Möglichkeiten. Die frühen zwischenmenschlichen Erfahrungen bevölkern den Seelenraum und können darinnen im Laufe eines Lebens untereinander, in ihrer Beziehung zur Außenwelt und in Bezug auf das handelnde Ich reflektiert werden, in ein neues Verhältnis gerückt, in einem anderen Lichte betrachtet werden oder eine neue Färbung erhalten. Von hier aus dürfen sie in den zwischenmenschlichen Raum zurückkehren. Alles Ungelöste möchte gelöst werden, und ich verstehe es als eine zentrale Aufgabe der Gemeinschaft, alten Menschen diesen Dienst zu erweisen, sofern sie dessen bedürfen. Gleichwohl wir das niemals ganz in der Hand haben, können wir viel dafür tun.

---

140 Welzer, Harald: Wenn es sie gibt, meine Seele, gehört sie nicht mir allein. ZEIT (09/2006); http://www.zeit.de/2006/09/F-Welzer_2fRoth/seite-2

Am Ende des Lebens jedenfalls brauchen wir den Umkreis mehr als uns selbst. Ich glaube, dass es demenziell erkrankte Menschen trösten und befrieden kann, wenn sie mit ihren Lebenserinnerungen in den Umkreis einziehen dürfen, den wir für sie bilden, wenn sie sich darin geborgen fühlen dürfen, so ver-rückt das uns auch zuweilen erscheinen mag. „Wenn es sie gibt, meine Seele", so formuliert Harald Welzer, „gehört sie jedenfalls nicht mir allein."[141] Da die Seele im Dazwischen lebt, ist es unsere Aufgabe, den Raum der Begegnung zu hüten, zu schützen und behutsam zu betreten.

Frau Schumann kratzt mit ihren Fingernägeln hingebungsvoll an dem nassen Papier, zieht Striemen und Furchen und Rinnen über und in das Blatt, freut sich darüber, wie das Papier in Fetzen geht, sich abziehen lässt. Mit einem Stift fuhrwerkt sie durch das Papiergebirge über das Malbrett. Sie lacht; dann singt sie ein Lied, von dem ich die erste Strophe kenne, sie aber kennt alle.

141 Ebd.

X

Das Murmeln der Auguste Deter

Vor dem sogenannten Poelzigbau, dem Hauptgebäude der Johann Wolfgang Goethe-Universität auf dem neuen Campus im Frankfurter Westend gibt es eine weitläufige Wiese mit altem Baumbestand. Die Äste der Kastanienbäume strecken sich hoch hinauf und hängen tief hinab, bis zu den Spitzen der Grashalme. Kastanien müssen hier nicht aufgelesen werden, Kinder können sie pflücken, und das dichte Laub bieten ihnen Versteck und Obdach.

Das Hauptgebäude der Universität war einst das Verwaltungsgebäude der IG-Farben. Eine Gedenktafel neben dem Eingang erinnert an die Verwicklung des Konzerns in den Holocaust: „1942 bis 1945 unterhielten die IG Farben zusammen mit der SS das Konzentrationslager Buna/Monowitz. Von den Zehntausenden KZ-Häftlingen, die für den Konzern dort arbeiten mussten, wurden die meisten ermordet. Mit dem Gas Zyklon B, das eine mit der IG-Farben verbundene Gesellschaft vertrieb, wurden in den nationalsozialistischen Vernichtungslagern viele Hunderttausende von Menschen, vor allem Juden, umgebracht." Nach 1945 diente das Gebäude als Hauptquartier der amerikanischen Militärverwaltung, es beherbergt bis heute neben verschiedenen Fachbereichen der Universität das Fritz-Bauer-Institut, das als Studien- und Dokumentationszentrum zur Geschichte des Holocaust den Namen des Generalstaatsanwalts trägt, der hartnäckig für das Zustandekommen der Frankfurter Ausschwitzprozesse eingetreten ist.

Die Geschichte des Ortes manifestiert sich jedoch nicht allein in Steinen. An der Stelle des 1928 errichteten Baus stand zuvor die Frankfurter psychiatrische Klinik auf dem „Affensteiner Feld" — die sogenannte Klinik auf dem Affenstein. Hier diagnostizierte 1901 der Arzt Alois Alzheimer bei der Patientin Auguste Deter jene Symptome, denen später der Name *Alzheimer Demenz* gegeben wurde. Das imposante Klinikgebäude musste dem Konzern weichen; es wurde abgerissen.

Beim Betreten des Poelzig-Baus werden wir auf eine besondere Weise in Empfang genommen. Betritt man das Gebäude durch den Haupteingang und bleibt zwischen den Treppenaufgängen in der Halle stehen, hört man ein vielschichtiges Wispern und Flüstern. Es ist ein Teppich von Stimmen, der den Besucher in Empfang nimmt. Geräusche dringen über eine sich oben öffnende Wand aus der angrenzenden, als Aufenthaltsraum angelegten Rotunde herüber und branden aus den offenen Gängen auf den verschiedenen Stockwerken an diesem Sammlungspunkt an. Die Architektur lässt Spielraum für einen Effekt der akustischen Diffusion. Der Besucher wird am Fuße der Treppe nicht von schweigenden Mauern empfangen, sondern von einer gleichsam lebendigen wie unaufdringlichen Atmosphäre. Ein Raunen und Murmeln umfängt ihn, brandet heran und verebbt. Sprachschichten ohne Eindeutigkeit.

„‚Wie heißen Sie?‘ ‚Auguste.‘
‚Familienname?‘ ‚Auguste.‘
‚Wie heißt ihr Mann?‘ ‚Ich glaube Auguste.‘
‚Ihr Mann?‘ ‚Ach so, mein Mann ...‘
‚Sind sie verheiratet?‘
‚Zu Auguste.‘ ‚Frau D.?‘
‚Ja, zu Auguste D.‘[142]
‚Schreiben sie: Frau Auguste D.‘
Sie schreibt: ‚Frau.‘
Sie sagt beim Schreiben wiederholt:
‚Ich habe mich sozusagen verloren.‘ “[143]

Es ist eine Kunst, den zwischenmenschlichen Raum so zu wahren, nähren und pflegen, dass ein Mensch sich aufgenommen fühlt, Gehör findet, über sich hinauswachsen kann. Auguste Deter konnte am Ende ihres Lebens, im Alter von 51 Jahren, ihren Namen nicht auf das Papier schreiben. „Ich habe mich sozusagen verloren“, sagt sie in mehrfacher Wiederholung, wie in einer Schleife, die eine Unendlichkeit beschreibt. Was ist das für ein Ich, das sich selbst so deutlich erkennt, während es sich mehr und mehr abhanden kommt?

Wie wir das Leben verlassen, hängt womöglich ganz davon ab, wie wir in das Leben hineingekommen sind. Wurden wir auf der Schwelle von einem Murmeln empfangen, das unsere Neugierde weckte und in einen schöpferischen Austausch führte, oder von schweigenden Mauern, die uns einschüchterten, uns auf uns selbst zurückwarfen, sodass wir zuletzt vielleicht die einfachsten Dinge nicht mehr wissen können, uns selbst jedoch gerade darin immer noch erkennen, ansehen, bestätigen?

---

142 Aus der Krankenakte Auguste Deters. Zitiert nach Maurer u. Maurer, Alzheimer (2000), S. 9.
143 Ebd., S. 17.

Manche Sätze werden geflüstert, gestammelt, gestottert, von Fußnoten aufgefangen, ins Abseits gesprochen oder zwischen den Zeilen vergessen. Murmeln ist Brandung an den Rändern des Schweigens. Dort wohnen die Erinnerungen, die erst noch Sprache, Vorstellung, Bild werden wollen — oder aber saumselig bleiben, bis ihre Zeit gekommen ist.

Literaturverzeichnisse

Quellen

BAYLEY, JOHN: Elegie für Iris (Elegy for Iris). Aus dem Englischen von Barbara Rojahn-Deyck. München: Beck 1999.

BECKETT, SAMUEL [1957]: Endspiel. Aus dem Französischen von Elmar Tophoven. Theaterstücke. Dramatische Werke I. Frankfurt: Suhrkamp 1976, S. 101–151.

BENJAMIN, WALTER [1936]: Der Erzähler. Betrachtungen zum Werk Nikolai Lesskows. In: Walter Benjamin: Erzählen. Schriften zur Theorie der Narration und zur literarischen Prosa. Ausgewählt und mit einem Nachwort von Alexander Honold. Frankfurt am Main: Suhrkamp 2007, S. 103–128 (Suhrkamp-Taschenbuch Wissenschaft; 1841).

BOVENSCHEN, SILVIA: Älter werden. Frankfurt: Fischer 2006.

GEIGER, ARNO: Der alte König in seinem Exil. München: Carl Hanser Verlag 2011.

JELLOUN, TAHAR BEN: Yemma, meine Mutter, mein Kind. Aus dem Französischen von Christiane Kayser. Berlin: Berliner Taschenbuch-Verlag 2007.

KLEIST, HEINRICH VON [1811]: Über die allmähliche Verfertigung der Gedanken beim Reden. Sämtliche Werke und Briefe. Zweiter Band. München: Carl Hanser Verlag. Neunte vermehrte und revidierte Auflage 1993, S. 319–324.

Proust, Marcel: Auf der Suche nach der verlorenen Zeit. Bd. 1: In Swanns Welt. Aus dem Französischen übersetzt von Eva Rechel-Mertens. Mit einer Einleitung von Manfred Naumann. Berlin: Rütten Loening 1974.

Schlegel, Friedrich [1799]: Lucinde. Ein Roman. Herausgegeben und mit einem Nachwort versehen von Karl Konrad Polheim. Stuttgart: Reclam 1996.

Steiner, Rudolf [1894/1918]: Die Philosophie der Freiheit. Grundzüge einer modernen Weltanschauung. Bad Liebenzell: Rudolf Steiner Ausgaben 2013.

Steiner, Rudolf [1910]: Mikrokosmos und Makrokosmos. Die große und die kleine Welt. Seelenfragen, Lebensfragen, Geistesfragen. Dornach/Schweiz: Rudolf Steiner Verlag 1988(Taschenbuchausgabe 1992).

Steiner, Rudolf [1924]: Anthroposophie. Eine Zusammenfassung nach einundzwanzig Jahren. Zugleich eine Anleitung zu ihrer Vertretung vor der Welt. Neun Vorträge. Dornach, 19. Januar bis 10. Februar 1924. 6. Auflage. Dornach/Schweiz: Rudolf-Steiner-Verlag 1994.

Steiner, Rudolf [1923]: Die Weltgeschichte in anthroposophischer Beleuchtung und als Grundlage des Menschengeistes. 5. Auflage. Dornach/Schweiz: Rudolf-Steiner-Verlag 1991.

Suter, Martin: Small World. Diogenes 1997.

Forschungsliteratur

AHLHEIM, ROSE (Hrsg.): Die deutsche Mutter und ihr letztes Kind : die Autobiografien der erfolgreichsten NS-Erziehungsexpertin und ihrer jüngsten Tochter / Johanna Haarer/ Gertrud Haarer. Hannover: Offizin 2012.

BAER, UDO/GABI SCHOTT-LANGE: Das Herz wird nicht dement. Rat für Pflegende und Angehörige. Weinheim: Beltz 2013.

BAUER, JOACHIM: Die Alzheimer-Krankheit. Neurobiologie, Psychosomatik, Diagnostik und Therapie. Geleitwort von Thure von Uexküll. Stuttgart, New York: Schattauer.

BAUER, JOACHIM: Das Gedächtnis des Körpers. Wie Beziehungen und Lebensstile unsere Gene steuern. München: Piper 2004.

BAUER, JOACHIM: Wirklichkeitskonstruktion und Beziehungsgestaltung. Psychobiologie der Alzheimer-Krankheit. In: Thure von Uexküll u.a.: Integrierte Medizin. Modell und klinische Praxis. Stuttgart, New York: Schattauer 2002.

BAUER, JOACHIM: Schmerzgrenze. Vom Ursprung alltäglicher und globaler Gewalt. München: Blessing 2011.

BODE, SABINE: Die vergessene Generation. Kriegskinder brechen ihr Schweigen. Stuttgart: Klett Cotta 2004.

BODE, SABINE: Kriegsenkel. Stuttgart: Klett Cotta 2006.

Bode, Sabine: Frieden schließen mit Demenz. Stuttgart: Klett-Cotta 2014.

Braam, Stella: „Ich habe Alzheimer“: wie die Krankheit sich anfühlt. Aus dem Niederländischen von Verena Kiefer und Stefan Härig. Weinheim: Beltz 2007.

Butler, Judith: To Sense What Is Living in the Other: Hegel's Early Love / Fühlen, was im anderen lebendig ist: Hegels frühe Liebe. dOCUMENTA (13). 100 Notes -100 Thoughts / 100 Notizen – 100 Gedanken No066. Ostfildern: Hatje Cantz 2012.

Chamberlain, Sigrid: Adolf Hitler, die deutsche Mutter und ihr erstes Kind: über zwei NS-Erziehungsbücher. Gießen: Psychosozial-Verlag 1997 (Edition Psychsozial).

Eco, Umberto: Im Wald der Fiktionen. Sechs Streifzüge durch die Literatur. München: dtv 1994.

Erdheim, Mario: Psychoanalyse, Adoleszenz und Nachträglichkeit. In: Psyche. Zeitschrift für Psychoanalyse und ihre Anwendungen. XLVII. Jahrgang, 10. Heft. Stuttgart: Klett-Cotta 1993, S. 934–950.

Erdheim, Mario: Die gesellschaftliche Produktion von Unbewusstheit: Eine Einführung in den ethnopsychoanalytischen Prozess. Fünfte Auflage. Frankfurt am Main: Suhrkamp 1997. (Suhrkamp-Taschenbuch Wissenschaft; 465)

Feil, Naomi: Validation. Ein Weg zum Verständnis verwirrter alter Menschen. 10. durchgeseh. Auflage. München, Basel: E. Reinhardt 2013.

GANSS, MICHAEL: Demenz-Kunst und Kunsttherapie. Künstlerisches Gestalten zwischen Genius und Defizit. Frankfurt am Main: Mabuse 2009.

HAN, BYUNG-CHUL: Duft der Zeit. Ein philosophischer Essay zur Kunst des Verweilens. Bielefeld: transcript Verlag 2009.

HÜTHER, GERALD: Bedienungsanleitung für ein menschliches Gehirn. Vandenhoeck u. Ruprecht 2001.

KANDEL, ERIC: Auf der Suche nach dem Gedächtnis. Die Entstehung einer neuen Wissenschaft des : Geistes. Aus dem Amerikanischen von Hainer Kober. Pantheon 2006.

SEEGER, PETRA: Auf der Suche nach dem Gedächtnis — Der Hirnforscher Eric Kandel. Dokumentarfilm. DVD 2008.

KÖHLER, HENNING: Das biographische Urphänomen. Geheimnisse des menschlichen Lebenslaufes. Gesundheitspflege initiativ 13. Esslingen 1998.

MARTI, ERNST: die vier Äther. Zu Rudolf Steiners Ätherlehre. Elemente — Äther — Bildekräfte. Stuttgart: Verlag Freies Geistesleben 2005.

MAURER, KONRAD UND ULRIKE: Alzheimer. Das Leben eines Arztes und die Karriere einer Krankheit. München, Zürich: Piper 2000.

PENNAC, DANIEL: Wie ein Roman. Aus dem Französischen von Uli Aumüller. Köln: Kiepenheuer und Witsch 2004.

Radebold, Hartmut: Die dunklen Schatten unserer Vergangenheit. Hilfen für Kriegskinder im Alter. Stuttgart: Klett-Cotta 2005/2009.

Schützendorf, Erich/Helmut Wallrafen-Dreisow: In Ruhe verrückt werden dürfen. Für ein anderes Denken in der Altenpflege. Fischer 1991.

Snowdon, David: Lieber alt und gesund : dem Altern seinen Schrecken nehmen / David Snowdon. Aus dem Amerikan. von Maria Mill. München: Blessing 2001.

Sölle, Dorothee: Mystik des Todes. Ein Fragment. Freiburg u.a.: Herder 2011.

Van der Steen, Jan Pieter: Demenz und Altersverwirrtheit. Hintergründe und Praxishilfen. Stuttgart: Aethera/Verlag Freies Geistesleben 2009.

Stern, Daniel N.: Ausdrucksformen der Vitalität. Die Erforschung dynamischen Erlebens in Psychotherapie, Entwicklungspsychologie und den Künsten. Aus dem Amerikanischen von Elisabeth Vorspohl. Frankfurt am Main: Brandes&Apsel 2011.

Warning, Albrecht: Die Alzheimer'sche Erkrankung: verstehen — behandeln — vorbeugen. Gesundheitspflege initiativ Bd. 10, Esslingen 2001.

Winnicott, Donald W. (1971): Vom Spiel zur Kreativität. Aus dem Englischen übersetzt von Michael Ermann. Stuttgart: Klett-Cotta 1997.

INFO3
VERLAG

Info3-Verlagsgesellschaft Brüll & Heisterkamp KG
Kirchgartenstr. 1
60439 Frankfurt am Main

Tel. 069 - 58 46 47
Fax: 069 - 58 46 16
E-Mail: vertrieb@info3.de
Web: www.info3-verlag.de